国家级实验教学示范中心
高等院校医学实验教学系列教材

病原生物学与医学免疫学实验
——综合创新篇

总主编　郑葵阳
主　编　汤仁仙
副主编　刘晓梅　刘转转
编　委　（按姓氏笔画排序）

王晓天　　王维维　　韦艳霞　　尤红娟　　孔德龙
史　震　　付琳琳　　刘亚萍　　刘转转　　刘晓梅
汤仁仙　　李小翠　　李向阳　　何静妹　　郑葵阳
秦苏萍　　颜　超　　潘智华

科学出版社

北京

内 容 简 介

　　本书是高等医学院校医学实验系列教材之一。内容包括四个部分：第一部分为综合性实验，通过临床标本如呼吸道、消化道、血液等标本检查，训练学生学会将病原生物学与免疫学基础性实验技术与操作应用于实践；第二部分为病原生物感染动物模型的制备，介绍艰难杆菌、华支睾吸虫等感染动物模型的制备方法，帮助学生理解临床相关疾病的发病机制；第三部分为基于临床案例的创新性综合实验设计，通过实验设计、实验操作、结果分析等方面培养学生科研创新能力；第四部分简单介绍一些临床及科研上应用广泛的新型实验技术及仪器。

　　本书适用于临床医学、预防医学、麻醉学、临床药学等医学相关专业使用。也可供从事临床检验、卫生防疫的实验技术人员使用。

图书在版编目（CIP）数据

病原生物学与医学免疫学实验：综合创新篇 / 汤仁仙主编. —北京：科学出版社，2018.1

　ISBN 978-7-03-055781-0

　Ⅰ.①病… Ⅱ.①汤… Ⅲ.①病原微生物–实验–医学院校–教材 Ⅳ.①R37-33

中国版本图书馆 CIP 数据核字（2017）第 298651 号

责任编辑：李　植 / 责任校对：郭瑞芝
责任印制：霍　兵 / 封面设计：陈　敬

科 学 出 版 社 出版

北京东黄城根北街 16 号
邮政编码：100717
http://www.sciencep.com

天津文林印务有限公司 印刷

科学出版社发行　各地新华书店经销

＊

2018 年 1 月第 一 版　开本：720×1000　1/16
2023 年 12 月第七次印刷　印张：5　1/2
字数：118 000

定价：25.00 元

（如有印装质量问题，我社负责调换）

丛书前言

知识爆炸、信息化时代已经到来。现代医学教育演变改革，历经百年，已发展到以岗位胜任力为导向的医学教育新时代。今天，如何适应新时代知识传授的新特点、能力培养的新要求，以及当代大学生学习模式的悄然转变，已经成为当代医学教育的核心问题之一。徐州医科大学自 2004 年开展以 CBL 为载体的教育教学改革、2012 年开展以医学生岗位胜任力为导向的内涵式质量提升工程，以学生为中心的自主式学习正在全面、有序展开。

医学是实践性很强的生命科学，基础医学的学习是大学生步入医学的起始阶段，基础医学实验训练对医学生职业素质的养成和后续的专业学习，都有着很大影响。因此，加强基础医学教学实验中心建设，提高实验教学质量，培养大学生实践创新能力具有重要意义。以培养适应国家及区域医药卫生事业发展和经济社会建设需要的高素质、高水平卓越医学人才为根本任务，从"育人为本、德育为先、能力为重、全面发展"的教育理念出发，树立"以学生为主体、以能力培养为核心"的实验教学观，徐州医科大学基础医学国家级实验教学示范中心对基础医学实验课程进行了优化设计，组织编写了一套新颖的实验教材。本套教材以案例作为引导，构建"理论实践相互结合、基础临床相互渗透、教学科研相互促进"的实验教学体系；构建模块化、层次化、多元化满足学生自主学习的实验教学新模式。本套实验教材按照医学生物学实验课程群、正常人体形态学实验课程群、疾病基础实验课程群、医学机能学实验课程群和病原生物学与免疫学实验等五大课程群循序编排。在实验项目层次上，精简基础性实验和内容重复过多的实验，增加综合设计性实验和研究创新性实验比例，使学生通过实验课程学习，系统掌握从"分子"、"细胞"、"组织"、"器官"到"系统"；从形态到功能；从正常到异常；从疾病诊断到防治等一套完整的基础医学实验的知识与技能，为后续的学习和工作打下坚实的基础。

本套实验教材是徐州医科大学基础医学国家级实验教学示范中心全体老师辛勤劳动的结晶，是我校多年来教学改革的成果体现。衷心感谢科学出版社对编写工作的热情鼓励和悉心指导。诚然，由于编者的学识、水平和能力的限制，难免存在诸多不足和遗憾，恳请广大专家、教师和学生提出宝贵意见与批评，为推动我国医学教育的发展共同努力。

郑葵阳

2017 年 12 月

前　言

本实验教材是一套创新性教材，分"基础篇"和"综合篇"两个分册，从理念到编排进行了一些新的尝试。按照本套教材的整体设计思想，体现"以学生为主体、以能力培养为核心"的实验教学理念，强化基础、注重实践、培养能力、鼓励创新、提高素质。

"基础篇"分册以培养学生岗位胜任力为基点，本实验教材以夯实必要的基础性实验技能为目标，并为综合性、创新性实验打牢基础，着力训练学生的基本技术、基本知识、基本能力。

本册将原来独立设置的医学微生物学、人体寄生虫学和医学免疫学实验进行了优化、整合，精选学科经典、重要的基本内容，删除淘汰的陈旧部分。

在编排上，实验开篇不是先交代实验目的而是首先提出"问题与思考"，提出的问题密切围绕本次实验需要但又不拘泥于实验本身，引导学生自主学习；对实验目的不再按传统的"掌握、认识、了解"设置，而是从"学习"角度提出目标；作业形式灵活多样，既有对实验结果的分析、讨论，也有对形态学内容传统的手绘记录和利用数码互动显微镜拍摄观察内容，体现现代教育技术的应用。

"综合篇"分册以培养学生发现问题、解决问题为基点，着力训练学生的综合素质与能力，培养学生整体观与整合意识。在遵循学科自身规律的基础上，由浅入深，由简单到综合，设置了综合性、设计性实验，体现学科内、学科间纵向连贯、横向渗透、交叉融合。本分册对设计性实验进行深化，提出动物模型制备方案，大胆引入案例式学习，按照"早临床、多临床、反复临床"和岗位胜任力要求，结合学生学业阶段学习能力，适当联系基础医学相关知识与实际临床案例，鼓励学生围绕案例设计实验，自主提出实验方案，促进医学基础学科与临床医学知识整合，基础课与专业课知识相互渗透交融，是为本实验教材的又一创新亮点。

"基础篇"与"综合篇"两个分册既相对独立、更相互衔接，是一个有机整体，方便教学中结合不同专业、拓展训练等实际情况使用。本实验教材适用于临床医学、预防医学、检验医学、全科医学、口腔医学、影像医学、麻醉学、护理学等专业使用。编写工作得到了郑葵阳教授从理念到撰写的悉心指导，得到了科学出版社的鼓励与帮助，在此一并表示感谢。全体编写人员均为一线教学教师，富有教学经验，富有改革热情，希望奉献一本具有时代特点的创新性教材，但由于水平、学识有限，难免有不妥之处，恳请专家、学生批评指正。

汤仁仙

2017 年 12 月

目　　录

第一章 综合性实验

第一节 病原生物的分布与检查

在土壤、水、空气、动植物和人体体表及与外界相通的腔道中，存在着许多种类不同的病原生物。了解病原生物的分布以及其与人类的关系，对建立无菌观念、严格无菌操作、预防感染和相关病原生物检查具有重要意义。

实验一 微生物的分布与检查

【问题·思考】
1. 在微生物学实验中，你认为该如何避免杂菌的污染？
2. 空气、水、地面以及人体体表通常采取何种方法进行消毒灭菌？
3. 你认为可引起外科手术切口术后感染的细菌主要有哪些？

一、空气中微生物的分布与检查

【目的】
1. 学会空气中微生物的检测方法。
2. 了解空气中的微生物及其对人类的危害。

【材料】 普通琼脂平板、酒精灯、37℃培养箱等。

【方法】 采用自然沉降法检测。取普通琼脂平板 1 个，在室内任选一处，距离地面垂直高度 80～150cm 处，打开平板盖，暴露于空气中 5～10min，然后盖好盖，置 37℃培养箱培养 18～24h 后，观察结果。

【结果】 观察菌落特点，并记录菌落数。

【注意事项】 采样前，关好门窗，在无人走动情况下，采集样本。

二、水中微生物的分布与检查

【目的】
1. 学会水中微生物的检测方法。
2. 了解水中的细菌及其对人类的危害。

【材料】 高层琼脂培养基、75mm 无菌空培养皿、无菌试管、无菌吸管、池塘水、自来水、酒精灯、试管架、特种铅笔、消毒缸、37℃培养箱等。

【方法】

1. 用无菌吸管分别吸取池塘水和自来水各 1ml 放入 2 只无菌空培养皿中。

2. 取 2 支融化且已冷却至 45℃左右的高层琼脂培养基 9ml，分别倾入步骤 1 中的 2 只培养皿内，转动平板混匀，待琼脂凝固后，贴标签，将平板倒置于

37℃培养箱培养 18～24h 后，观察结果。

【结果】 观察并记录菌落数。

【注意事项】

1. 观察菌落时，可用肉眼观察，必要时用放大镜检查，以防遗漏。

2. 如 1ml 水中菌落数太多无法计数，需将样本按一定比例稀释后再重新培养计数。

3. 采集自来水样本时，先将自来水龙头用酒精灯火焰灼烧无菌后，再开水龙头使水流 5min，以无菌三角烧瓶取水样备用；采集池塘水样本时，应取水面下 10～15cm 的深层水样备用。

三、土壤中微生物的分布与检查

【目的】

1. 学会土壤中微生物的检测方法。

2. 了解土壤中细菌及对人类的危害。

【材料】 普通琼脂平板、无菌生理盐水、泥土、无菌吸管、无菌棉签、37℃培养箱等。

【方法】

1. 取地面下 10cm 处的泥土 1g，与 10ml 无菌生理盐水按 1∶10 混匀，静置数分钟后，备用。

2. 用无菌吸管吸取上清液 0.1ml，放入于普通琼脂平板表面，再用无菌棉签涂布均匀，置 37℃培养箱培养 24h 后，观察结果。

【结果】 观察菌落生长情况，并记录菌落数。

【注意事项】

1. 由于日光中紫外线及含水量等原因，地表面泥土含菌量不能代表土壤中微生物，因此，样品采集应该取 5～20 cm 土壤剖面，且多点采集，混匀后取样本，装无菌塑料袋带回，4℃冰箱保存，备用。

2. 土壤中微生物种类多（如细菌、放线菌、霉菌等），要配制多种适宜培养基进行培养鉴定。

四、皮肤、黏膜及其他物品表面微生物的分布与检查

【目的】

1. 学会正常人体及物品上微生物的检测方法。

2. 了解正常人体及物品上微生物的分布。

【材料】 普通琼脂平板、无菌生理盐水、棉签、相应物品、特种铅笔、酒精灯、37℃培养箱等。

【方法】

1. 取一只普通琼脂平板，用特种铅笔在平板底外部分别标注皮肤、黏膜及

相应物品名，然后反转平板。

2. 用手指指腹在"皮肤"标志处的琼脂上轻轻擦拭。

3. 用蘸取了无菌生理盐水的湿棉签擦拭咽部或鼻腔处的黏膜，然后轻轻抹在"黏膜"标志处的琼脂上。

4. 分别将相应物品如钱币、卡等平整面在不同琼脂培养基的区域轻轻擦拭。

5. 盖好皿盖、贴标签、送 37℃ 培养箱培养 18～24h 后，观察结果。

【结果】 观察琼脂平板上细菌生长现象，并记录正常人体皮肤、黏膜及物品表面的菌落数。

【注意事项】

1. 无菌操作，采样要用湿润的无菌棉签，不能使用干的无菌棉签。

2. 所采样本应及时检测，室温下存放不得超过 2h，4℃ 冰箱存放不得超过 4h。

3. 根据需要，可选用血平板或同时使用两种培养平板进行实验。

【实验报告】

1. 记录空气中微生物的分布与检查的结果并分析讨论。

2. 记录水中微生物的分布与检查的结果并分析讨论。

3. 记录土壤中微生物的分布与检查的结果并分析讨论。

4. 记录皮肤、黏膜及其他物品表面微生物的分布与并分析讨论。

实验二 寄生虫的分布与检查

【问题·思考】

1. 完成生活史离不开水源的寄生虫有哪些？影响其分布的因素是什么？

2. 我国土源性寄生虫有哪些？它们在外界的发育类型有何不同？

3. 我国血吸虫的分布特点及原因是什么？如果你作为国家卫生部指派的血吸虫病流行区调查员，会如何开展某地区的血吸虫病检查工作？

一、土壤中寄生虫的分布与检查

土源性蠕虫如蛔虫和钩虫等，其虫卵随人粪便排出体外，在土壤中发育成感染性虫卵或幼虫。以检查土壤中蛔虫卵为例介绍土壤中寄生虫的检测方法。

【目的】 学习土壤中寄生虫的检查方法。

【材料】 铜筛（2mm 和 3mm）、5%NaOH、饱和硝酸钠溶液、离心管（50ml）、离心机、显微镜、载玻片和盖玻片等。

【方法】 采用饱和改良硝酸钠漂浮法分离、镜检。

1. 从作物田取表层至表层以下 5cm 处的土壤，庭院、厕所和厨房等取表层土，晾干、研细。

2. 用 3mm 和 2mm 的铜筛依次过滤，收集细土作为样本。

3. 每 10g 样本放入 1 支 50ml 离心管，加 5% NaOH 至 40ml，盖紧管口用力振摇，充分混匀后，2000rpm 离心 4min。

4. 弃去上清液，加入饱和硝酸钠溶液至管口，覆上盖玻片，静置 15min 后取下盖玻片置于载玻片上镜检。

【结果】 蛔虫虫卵有受精卵和未受精卵两种，具体形态结构详见基础篇第二章第四节。

【注意事项】

1. 由于虫卵在土壤中的分布不均，土样的选择与虫卵的筛选要尽量做到多地点多批次，防止漏查。

2. 操作者需佩戴手套和胶鞋，注意自我保护。

二、水中寄生虫的分布与检查

寄生虫污染水源，人通过接触疫水或生饮水而感染。水中可能存在的寄生虫有隐孢子虫、贾第虫和日本血吸虫等。

【目的】 学习水中寄生虫的检查方法。

【材料】 滤膜、离心机、载玻片、烧杯、恒温箱（带光源）、显微镜等。

【方法】

1. 离心沉淀法 用清洁的容器采集 10～20L 水样，小样本采用离心沉淀法收集样本，大样本经过滤法收集样本。处理后的样本直接镜检或经涂片、固定、染色后再进行形态鉴定。

2. 压碎法或逸蚴法 日本血吸虫流行区水源的检测采用查螺的方法进行调查。

江湖洲滩环境框线距 20～50m，其他环境框线距 5～10m，检获框内全部钉螺，进一步进行实验室检测。

（1）压碎法：将钉螺置于载玻片，另取一张较厚的玻片轻轻压碎，在螺体上滴一滴去氯水，置于解剖镜下观察。

（2）逸蚴法：将钉螺放入水中，置于 20～25℃光照条件下，观察是否有尾蚴逸出（具体方法见日本血吸虫模型制备章节）。

【结果】 可能查到隐孢子虫卵囊、贾第虫或溶组织内阿米巴包囊、蠕虫卵和日本血吸虫尾蚴等。

【注意事项】

1. 多点、多批次、多时间采集水源，同时保证水样安全迅速地送往实验室。

2. 实验中所用器皿及桌面等在实验后必须严格进行消毒处理。

3. 疫水中可能含有具有感染性的寄生虫，操作者应佩戴一次性手套和口罩，以防感染。

三、皮肤及其他物品表面寄生虫的分布与检查

人体皮肤常有螨虫寄生，但无临床症状。另外，有一些寄生虫虫卵（如蛔虫和蛲虫等）可黏附于儿童手部和课桌、玩具等物品，造成寄生虫在人群的流行。

【目的】 学习人体及物品表面寄生虫的检查方法。

【材料】 透明胶纸、载玻片和显微镜等。

【方法】 采用透明胶纸法粘拭皮肤或物品后，进行镜检。

【结果】 可能查到的寄生虫有蛔虫卵、钩虫卵、蛲虫卵以及蠕形螨等。

【注意事项】 采集的样本应及时检测。

【实验报告】 记录土壤中寄生虫检查的结果并分析讨论。

（何静妹 孔德龙）

第二节 呼吸道感染标本的病原生物检查

呼吸道感染包括上呼吸道感染和下呼吸道感染，可由多种病原体感染引起。引起鼻、咽、喉等上呼吸道感染的病原体多为细菌和病毒；引起气管、支气管及肺泡等下呼吸道感染的病原体包括细菌、病毒、肺炎支原体、肺炎衣原体、立克次体、真菌和寄生虫等。正确采集标本并进行培养鉴定对疾病的诊断具有重要意义。

【问题·思考】

1. 呼吸道标本如何正确取材进行病原生物学检查？

2. 若怀疑结核分枝杆菌感染，如何取材并最终鉴定？

3. 疑似呼吸道感染由病毒引起时，可以采用何种方法鉴定？

【目的】

1. 明确呼吸道标本的病原体检查一般程序和方法。

2. 学习呼吸道标本的采集方法。

【材料】

1. 标本 鼻咽拭子、咽拭子、痰液标本、患者早期的含漱液。

2. 培养基 血平板、巧克力平板、亚碲酸钾血平板、罗氏培养基、鲍-金培养基、卵黄双抗平板、沙保弱氏培养基、细胞培养基等。

3. 试剂 革兰染色液、抗酸染色液、1%胰酶溶液、氧化酶试剂、抗"O"试剂盒、10%去氧胆酸钠溶液、1%羊细胞悬液溶血素、PCR试剂盒、2%和10%NaOH溶液、无菌生理盐水、青霉素（20000U/ml）、链霉素（20000U/ml）等。

4. 鸡胚与细胞 9～11d龄的鸡胚、0.5%的鸡红细胞。

5. 其他 载玻片、盖玻片、烧杯、玻璃棒、无菌离心管、普通培养箱、CO_2培养箱、显微镜等。

呼吸道感染标本病原体检查的一般程序见图 1-2-1。

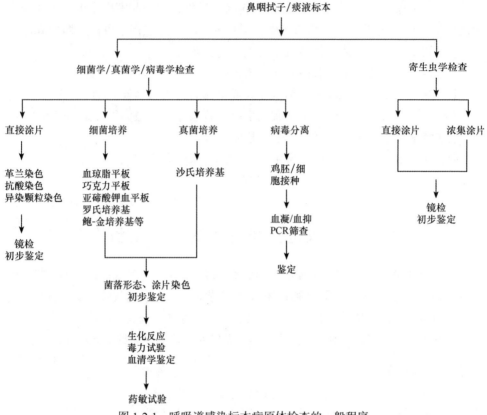

图 1-2-1　呼吸道感染标本病原体检查的一般程序

【方法】

1. 标本采集与处理

（1）鼻咽拭子：采集时，患者先用清水漱口，用压舌板轻压舌根，取鼻咽拭子在鼻咽腔、悬雍垂后侧反复涂抹数次小心取出。

（2）咽拭子：将拭子用无菌生理盐水湿润，用压舌板轻压舌根，先用拭子轻擦扁桃体表面后弃去，再取一支湿润的拭子轻压扁桃体，擦取挤压出的分泌物或伪膜等病变部位。

（3）痰液标本：受检者先用清水漱口数次后，用力咳嗽，自气管深部将痰液排出至无菌容器中。对痰量少或无痰者，可雾化吸入 10%氯化钠水溶液，使痰液容易排出。对于真菌和分枝杆菌检查应收集 3 次清晨痰标本。

2. 形态学检查

（1）直接涂片检查：用无菌接种环将标本制成涂片，自然干燥后固定，革兰染色或抗酸染色，观察细菌的形态结构。疑似白喉棒状杆菌，则需进行阿尔伯特异染颗粒染色。或直接挑取少许带脓血的痰液，涂成痰膜，显微镜下直接观察虫体的形态结构。

（2）离心沉淀检查

1）如疑似结核杆菌感染，在痰液标本中加入等量 2%NaOH 进行消化，高压灭菌 103.4kPa、20min，而后 3000rpm/min 离心 30min，取沉淀涂片，进行抗酸染色。

2）如疑似寄生虫感染，在痰液标本中加入等量的 10%NaOH 溶液，置于 37℃恒温箱消化成稀液状。以 1500rpm/min 离心 5min，取沉渣涂片镜检。此法常用于肺吸虫卵、尘螨和移行至肺部的蛔虫幼虫等寄生虫的检查。

3. 分离培养

（1）细菌的分离培养：采集的标本常规接种血平板、巧克力平板，37℃、CO_2 培养箱孵育 24～48h，观察菌落的生长情况；痰液标本常用 1%胰酶消化，放置 35℃、90min 使痰液液化，挑取痰液接种于上述相应平板。对疑是特定的致病菌，可采用以下特殊的细菌培养方法：

1）疑似金黄色葡萄球菌、溶血性链球菌和肺炎链球菌：将标本接种在血平板，37℃孵育 18～24h。

2）疑似脑膜炎奈瑟菌：将标本常接种于已保温在 37℃的巧克力平板或卵黄平板，37℃、5%～10%CO_2 环境培养 24～48h。

3）疑似白喉棒状杆菌：将标本接种于亚碲酸钾血平板和血清斜面或鸡蛋培养基，37℃孵育 8～10h。

4）疑似结核分枝杆菌：将处理后的痰液悬液，用无菌吸管加 2～3 滴于罗氏培养基中，35℃孵育至 8w，每周观察一次。如有菌落生长，进行涂片，抗酸染色。

5）疑似百日咳鲍特菌：将标本接种在鲍-金培养基上，37℃孵育 3～5d 后，如有菌落生长，涂片染色观察。

6）疑似流感嗜血杆菌：将标本接种于血平板和巧克力平板，并在平板中央直线接种金黄色葡萄球菌（或在四角点种），37℃、5%～10%CO_2 环境孵育 18～24h。

7）疑似嗜肺军团菌：气管分泌物接种于活性炭酵母琼脂（BCYE）或费-高（F-G）平板，35℃、2.5%CO_2 培养，每天用肉眼和显微镜观察，直至第 14d。其菌落在 360nm 紫外光下可见黄色荧光。

（2）真菌的分离培养：疑似真菌，标本可接种于沙保弱氏培养基，35℃、培养 2～7d，进行鉴定。

（3）病毒的分离培养

1）疑似流感病毒感染，可将抗生素处理后的标本，进行鸡胚接种，培养 72h 后，收获尿囊液，进行血凝试验和血凝抑制试验，具体参照基础篇病毒学章节。

2）疑似呼吸道合胞病毒感染，腺病毒（ADV）、博卡病毒（HBoV）及副流感病毒等，进行细胞培养，采用巢氏聚合酶链反应（nested - PCR）进行筛查。

4. 生化反应及血清学鉴定 分离培养后，挑取可疑的菌落，进一步进行生化反应、血清学反应、进行细菌的鉴别。如疑似 A 族链球菌感染可进行抗"O"（antistreptolysin，ASO）试验，风湿热患者血清中 ASO 抗体效价在 1∶400 及以上有辅助诊断价值。

5. 毒力实验

（1）血浆凝固酶试验

原理：金黄色葡萄球菌能产生结合型和游离型的血浆凝固酶（凝聚因子），前者可使血浆中可溶性的纤维蛋白原变为不溶性的纤维蛋白，附着于细菌表面，在玻片上形成凝块，后者可使试管中血浆发生凝固。

材料：金黄色葡萄球菌、表皮葡萄球菌、1∶2 稀释抗凝的人或兔血浆生理盐水、载玻片、接种环。

方法：取 1 滴蒸馏水于洁净的玻片上，用接种环挑取金黄色葡萄球菌或表皮葡萄球菌置于蒸馏水中，制成浓的菌悬液，无自凝现象。然后加 1 环抗凝的家兔或人血浆混合，10s 内观察结果。

结果：出现明显细菌凝块为血浆凝固酶试验阳性，反之，细菌在血浆中呈均匀混浊则为阴性。

注意事项：应在 10s 内观察结果，如超过 10s 可出现假阳性。必须制备浓厚的菌悬液；最好用 EDTA 抗凝的兔血浆，加血浆后不要再混摇，以免细菌凝块分散变小。生长在高盐培养基上的菌落可能出现自凝或假阳性。

（2）胆汁溶菌试验

原理：胆汁或胆盐可溶解肺炎链球菌，可能是由于胆汁降低细胞膜表面的张力，使细胞膜破损或使菌体裂解；或者是由于胆汁加速了肺炎链球菌本身自溶过程，促使细菌发生自溶。

材料：10%去氧胆酸钠溶液、生理盐水、甲型链球菌菌种管、肺炎链球菌菌种管、刻度吸管等。

方法：甲型链球菌菌种和肺炎链球菌管各 2 支，各 0.9ml 菌液，分别加入 10%去氧胆酸钠溶液和生理盐水（对照管）0.1ml，摇匀后置 35℃水浴 10～30min，观察结果。

结果：以"加胆盐的菌种管变透明，而对照管仍混浊"判为阳性。不出现阳性反应则为阴性反应。肺炎链球菌胆汁溶菌试验为阳性，甲型链球菌胆汁溶菌试验则为阴性。

（3）豚鼠感染结核分枝杆菌试验：豚鼠腹股沟皮下注射结核分枝杆菌菌液观察腹股沟淋巴结肿大情况，肝、脾、肺、肾等脏器的病理改变（详见第二章第二节结核杆菌感染动物模型）。

6. 核酸检测 不同的病原体具有不同的基因组结构，可通过 PCR 技术检测标本中的细菌、病毒等特异性的核酸片段。

7. 病原体鉴定及药敏试验 细菌鉴定的同时进行药物敏感试验，选择该菌敏感的抗生素，以指导临床用药。

【结果】 根据病原体的形态结构、培养特点、生化反应、血清学反应以及毒力实验等可以确定所属菌属或种。

1. 金黄色葡萄球菌 血平板上中等大小的圆形金黄色菌落，有β-溶血环；涂片染色镜检为革兰阳性、葡萄串状排列的球菌；血浆凝固酶试验阳性。

2. 溶血性链球菌 血平板上灰白色、边缘整齐的细小菌落，有β-溶血环。涂片染色镜检为革兰阳性、链状排列的球菌；不被胆汁溶解；ASO 抗体效价在 1：400 及以上。

3. 肺炎链球菌 涂片染色镜检为革兰阳性双球菌、矛头状，有明显荚膜，胆汁溶菌试验阳性。

4. 脑膜炎奈瑟菌 巧克力平板上似露滴状菌落，涂片染色镜检为革兰阴性双球菌，肾形或豆形。

5. 白喉棒状杆菌 灰白色或淡黄色的菌落或菌苔生长，经阿尔伯特染色镜检，菌体呈蓝绿色，异染颗粒蓝黑色，位于菌体一端或两端，同时进行毒力实验。

6. 结核分枝杆菌 培养 4w 后，若可见菜花样的菌落，经抗酸染色后，观察到红色、细长、单个或分枝状排列的菌体；动物实验可见豚鼠腹股沟淋巴结肿大，肝、脾、肺、肾等脏器灰白色结节。

7. 真菌 白假丝酵母菌感染，镜下可见成群革兰染色阳性的卵圆形孢子和假菌丝。在血平板或沙保氏培养基上，培养 2~3d 后，可见灰白乳酪样菌落。

8. 病毒 流感病毒感染，血凝试验和血凝抑制试验阳性；不同病毒感染细胞后观察细胞病变；PCR 方法筛查标本，PCR 产物通过琼脂糖凝胶电泳鉴定，测序验证。

9. 肺吸虫卵 在高倍镜下呈金黄色，长椭圆形，卵壳厚薄不均，卵盖倾斜或脱落，卵内有 1 个卵细胞和多个卵黄细胞。

10. 溶组织内阿米巴滋养体 在高倍镜下可见虫体运动活泼、形态多变，外质伸出伪足伸出，内质颗粒状，内有细胞核、食物泡和吞噬的红细胞等。

【注意事项】

1. 上呼吸道寄居大量的正常菌群，咽拭子采集时，应用清水反复漱口，减少上呼吸道正常菌群的污染；痰液标本勿混入唾液和鼻咽分泌物；标本采集应于抗生素应用之前，以晨起后采集为佳。

2. 疑似普通细菌性肺炎，痰标本送检每天 1 次，连续 2~3d；疑似分枝杆菌感染者，应连续收集 3d 清晨痰液送检。

3. 标本一般需冷藏保存、快速送检，常规培养应在 2h 内送到实验室立即接种。

4. 鼻咽拭子检查脑膜炎奈瑟菌通常用于带菌者的检查，采集的标本要保温35℃，防止干燥。最好床边接种，必要时使用卵黄双抗运送液。

5. 检查溶组织内阿米巴滋养体时，最好取新鲜痰液快速涂片，并注意载玻片的保温。浓集法取患者深咳出的痰液消化时，时间不宜过长，避免损伤虫体。

附：口腔、鼻咽腔的正常菌群和呼吸道标本中常见病原体，见表1-2-1。

表 1-2-1 口腔、鼻咽腔的正常菌群和呼吸道标本中常见病原体

	正常菌群	常见病原体
革兰阳性细菌	表皮葡萄球菌、链球菌、四联球菌、念珠菌、白喉外的棒状杆菌、放线菌、乳酸杆菌、双歧杆菌等	肺炎链球菌、化脓性链球菌、金黄色葡萄球菌、白喉棒状杆菌、厌氧菌等
革兰阴性细菌	脑膜炎和淋病奈瑟菌外的奈瑟菌、流感嗜血杆菌外的嗜血杆菌等	脑膜炎奈瑟菌、流感嗜血杆菌、嗜肺军团菌、肺炎克雷伯菌、百日咳鲍特菌、大肠埃希菌、铜绿假单胞菌等
其他		结核分枝杆菌、白色念珠菌、放线菌、肺吸虫、溶组织内阿米巴、蛔蚴、钩蚴、棘球蚴等

【实验报告】 以链球菌引起的呼吸道感染为例，设计检测实验流程，写出具体的操作步骤，并对实验结果进行分析与讨论。

（刘晓梅 刘转转）

第三节 消化道感染标本的病原生物检查

消化道感染的病原体包括志贺菌属、沙门菌属、侵袭性大肠杆菌、空肠弯曲菌、耶尔森肠炎杆菌、霍乱弧菌、副溶血性弧菌、原虫、蠕虫等。粪便检查或肛周检查是诊断消化道感染细菌或寄生虫最常用的方法。

【问题·思考】
  1. 粪便标本的采集应注意什么？肠热症患者标本应如何采集？为什么？
  2. 引起腹泻的常见病原体有哪些？阿米巴痢疾和细菌性痢疾有哪些区别点？
  3. 疑似霍乱患者标本应如何处理？

【目的】
1. 知悉粪便标本病原体的一般检查程序和方法。
2. 学习肥达试验原理及其结果判断。

3. 理解各种生化反应的原理及鉴别要点。

【材料】

1. 标本 粪便标本、肛周拭子、大肠埃希菌菌种管、痢疾志贺菌菌种管及肖氏沙门菌菌种管。

2. 培养基 SS平板、麦康凯平板、伊红亚甲蓝平板（EMB）、GN增菌液、单糖发酵管（乳糖/葡萄糖）或微量管、克氏双糖铁（KIA）、蛋白胨水或微量管（吲哚试验）、含胱氨酸（硫化氢试验）培养基、尿素培养基或微量管（尿素酶试验）、碱性蛋白胨水及副溶血弧菌选择平板等。

3. 试剂 靛基质试剂、志贺菌属诊断血清、沙门菌属诊断血清等用于肠道病原性细菌的检测。无菌生理盐水、饱和盐水、10%甲醛溶液、乙醚、卢戈碘液、肖氏固定液、甘油-孔雀绿透明液、去氯自来水等。

4. 其他 酒精灯、接种针、试管架、火柴、放废弃物器皿、竹签、棉签、透明胶纸、载玻片、盖玻片、浮聚瓶、铜丝筛（60目）、尼龙绢片（100目）、定量板（40mm×30mm×1.37mm）、塑料刮片、无菌离心管、离心机、显微镜等。

消化道感染标本病原体检查的一般程序见图1-3-1。

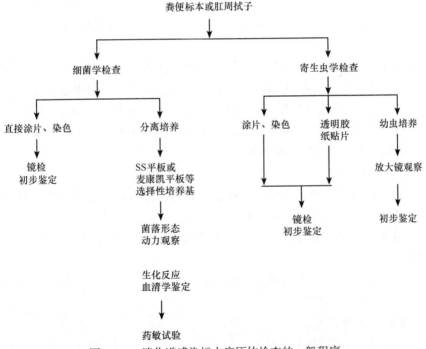

图 1-3-1 消化道感染标本病原体检查的一般程序

【方法】

1. 标本采集与处理

（1）粪便标本：受检者自然排便至洁净、保温的容器中，避免混有尿液。

挑取适量粪便进行检查，尽可能挑取含有黏液或脓血等病变成分的粪便。若粪便表面无异常，应从粪便表面不同部位及粪便深处多处取材。标本采集后应立即送检。

（2）肛/肛周拭子：对不易获得粪便或排便困难的患者或幼儿，可采取肛拭子。将拭子用生理盐水湿润，插入肛门内 4～5cm（幼儿为 2～3cm）处，轻轻转动收集直肠表面黏液后取出，置无菌试管中立即送检。如不能及时送检，可将标本置于专门的运送培养基或甘油缓冲盐水保存液中。对于肛周拭子，可采用透明胶纸法或棉签拭子于清晨排便前自肛门周围皱裂处拭取并立即送检。

2. 形态学检查

（1）直接涂片法：黏液便、脓血便等。

1）如疑似霍乱弧菌感染：将标本装入含碱性蛋白胨水的无菌容器中送至特定实验室进行检查。

2）如疑似菌群失调或抗酸杆菌感染：直接涂片做革兰染色或抗酸染色。

3）如疑似寄生虫感染：用竹签挑取粪便，采用生理盐水涂片法检测蠕虫卵、原虫的滋养体和包囊等。也可进一步进行染色，用于各种阿米巴、蓝氏贾第鞭毛虫和隐孢子虫等病原体的鉴别诊断。另外，加藤厚涂片法或改良加藤厚涂片法用于蠕虫卵的定性、定量检查，而且可以判定人体内蠕虫的感染程度和驱虫效果。

（2）浓集法：如疑似寄生虫感染，浓集法比直接涂片法检出率高，其取材量大，将病原体聚集，便于检出。常用的浓集法包括又分为饱和盐水浮聚法、自然沉淀法、离心沉淀法和醛醚沉淀法等。饱和盐水浮聚法用于钩虫卵和短膜壳绦虫卵等的检查；自然沉淀法和离心沉淀法用于吸虫卵和绦虫节片的观察；醛醚沉淀法多用于蠕虫卵和原虫包囊的检查。

（3）分离培养法

1）如疑似肠杆菌科细菌感染：将患者的粪便标本划线接种于 SS 平板或其他选择性培养基，37℃培养 18～24h。

2）如疑似寄生虫感染：采用钩蚴培养法和毛蚴孵化法诊断钩虫和血吸虫的感染。

（4）生化反应：分离培养后，挑取可疑的菌落，做相应生化反应及血清学凝集试验等，进行细菌的鉴别。

1）单糖管发酵试验

原理：不同的细菌含有发酵不同糖（醇）的酶，因而发酵糖（醇）的能力各不相同。有的细菌能发酵某些糖类产酸产气，有的只能产酸，有的不能分解。因此，可根据各种细菌对糖分解能力的不同来鉴别细菌，尤其是肠道杆菌。

方法：将大肠埃希菌、痢疾志贺菌，分别接种于葡萄糖及乳糖发酵管各 1 支，置于 37℃恒温箱培养 18～24h 后观察结果。若用微量发酵管，培养时须置于无菌培养皿内，并放进一块湿的脱脂棉或纱布，防止水分蒸发。

2）靛基质（吲哚）试验

原理：某些细菌（如大肠埃希菌等）能分解蛋白胨中的色氨酸，产生靛基质（吲哚），靛基质与对二甲基氨基苯甲醛结合，形成玫瑰靛基质而呈红色。

方法：将大肠埃希菌、肖氏沙门菌分别接种到蛋白胨水中，置于 37℃恒温箱培养 24～48h 后，沿管壁缓慢加入吲哚试剂 0.5ml，使吲哚试剂浮于培养物表面，观察结果。

3）尿素分解试验

原理：有些细菌（如变形杆菌等）具有尿素酶，能分解尿素形成大量的氨，使培养基 pH 上升成为碱性，使含有酚红指示剂的培养基变为红色。

方法：将肖氏沙门菌、普通变形杆菌分别接种到尿素斜面培养基上，置于 37℃恒温箱培养 18～24h 后，观察结果。

4）克氏双糖铁（KIA）糖发酵试验

原理：KIA 试验是在一支试管培养基中检测葡萄糖和乳糖的分解情况及 H_2S 产生的生化试验。细菌分解葡萄糖、乳糖产酸产气，使斜面和底层均呈黄色（酚红指示剂），且有气泡。若细菌只分解葡萄糖而不分解乳糖，分解葡萄糖产酸使 pH 降低，因此斜面和底层均先呈黄色。由于葡萄糖和乳糖的比例为 1∶10，葡萄糖含量较少，所生成的少量酸可因接触空气而氧化，并因细菌生长繁殖利用含氮物质生成碱性化合物，中和斜面部分的酸又复原成红色；底层由于处于缺氧状态，细菌分解葡萄糖所生成的酸一时不被氧化而仍保持黄色。细菌产生硫化氢时与培养基中硫酸亚铁作用，形成黑色的硫化铁。

方法：将大肠埃希菌、肖氏沙门菌及痢疾志贺菌分别穿刺到 KIA 底层，离管底 3～5 mm 为止，再沿原穿刺线拔出，在斜面上用接种针从下而上划线，置于 37℃恒温箱培养 18～24h 后，观察结果。

（5）血清学反应

1）玻片凝集反应：经过上述实验，判断出可疑细菌，同时加做玻片凝集实验进行特异性诊断。对于疑似肠热症患者可采集血清进行肥达试验。

2）肥达试验（表 1-3-1）

原理：用已知的伤寒沙门菌 O、H 抗原，甲型副伤寒沙门菌、肖氏沙门菌的 H 抗原（PA、PB）与肠热症可疑患者血清作定量试管凝集试验，以出现"++"凝集的最高血清稀释度为效价，测定相应抗体含量，用以辅助诊断肠热症。

材料：伤寒沙门菌 O、H 抗原、甲型副伤寒沙门菌、肖氏沙门菌的 H 抗原、待测血清、生理盐水（NS）、康氏试管、吸管等。

方法：

A. 准备 4 排康氏管，每排 7 支并标记，按表 1-3-1 进行操作，在每一排第 1 管加入生理盐水 0.9ml，其他各管均为 0.5ml。

B. 取待测血清 0.1ml，加入每一排第 1 管中，混匀后吸出 0.5 ml 至第 2 管，待混匀后吸出 0.5ml 至第 3 管，以此类推，直至第 6 管吸出 0.5ml 弃去，至此完成血清的系列稀释（从 1：10 直至 1：320），第 7 管为 NS 对照，不加血清。

C. 每排各管分别加入已知抗原 0.5ml，第一排各管加伤寒沙门菌 O 诊断菌液即 "O 抗原"，第二排各管加伤寒沙门菌 H 诊断菌液即 "H 抗原"，第三排各管加甲型副伤寒沙门菌 H 诊断菌液即 "PA 抗原"，第四排各管加肖氏沙门菌 H 诊断菌液即 "PB 抗原"，血清最终稀释度第 1～6 管的分别为 1：20、1：40、1：80、1：160、1：320、1：640，第 7 管为 NS 对照。

D. 振荡片刻，置 37℃培养箱孵育 18～24h，次日观察并记录结果。

表 1-3-1　肥达试验　（单位：ml）

管号	1	2	3	4	5	6	7 对照
NS	0.9	0.5	0.5	0.5	0.5	0.5	0.5
待测血清	0.1	0.5	0.5	0.5	0.5	0.5	弃去 0.5
血清稀释倍数	1：10	1：20	1：40	1：80	1：160	1：320	—
每排分别加入已知的抗原							
第一排加 O 抗原	0.5	0.5	0.5	0.5	0.5	0.5	0.5
第二排加 H 抗原	0.5	0.5	0.5	0.5	0.5	0.5	0.5
第三排加 PA 抗原	0.5	0.5	0.5	0.5	0.5	0.5	0.5
第四排加 PB 抗原	0.5	0.5	0.5	0.5	0.5	0.5	0.5
血清最终稀释度	1：20	1：40	1：80	1：160	1：320	1：640	—
摇匀，置 37℃培养箱 18～24h，观察							
结果							
血清效价							

E. 以呈现 "++" 凝集现象的血清最高稀释倍数作为该血清的凝集效价。一般认为，伤寒沙门菌 O 抗体凝集价在 1：80 以上，H 抗体在 1：160 以上，甲型副伤寒沙门菌、肖氏沙门菌凝集价在 1：80 以上才有诊断意义。结果判断参见基础篇免疫学试管凝集反应章节。

注意事项：结果观察时不要振荡试管，先观察，必要时再轻摇试管使凝块从管底升起，最后按液体的清浊、凝块的大小进行记录，对照管（不凝集）与试验管同时对着光线往暗处看液体透明度和凝集块。"H" 凝集呈絮状，以疏松之大团铺于管底，轻摇试管即能荡起，而且极易散开。"O" 凝集呈颗粒状，以坚实凝片沉于管底，轻摇试管不易荡起，且不易散开。

（6）病原体鉴定与药敏试验：细菌鉴定的同时加做药物敏感试验，选择出该细菌敏感的抗生素，指导临床用药。

【结果】

1. 直接涂片，革兰染色镜检，肠杆菌科的细菌表现为相似的形态，均为中等大小的革兰阴性杆菌。

2. SS 平板上观察有无小的、透明或半透明、无色或浅黄色的可疑菌落生长，有时 SS 平板上可见中心黑色菌落（产 H_2S）。

3. 常见的 KIA 的反应有以下几种：

斜面变红/底层变红：不发酵糖类，为非发酵菌的特征。如产碱杆菌。

斜面变红/底层变黄：葡萄糖发酵、乳糖不发酵，是不发酵乳糖菌的特征。如志贺菌。

斜面变红/底层酸性（黑色）：葡萄糖发酵，乳糖不发酵，产生 H_2S，是产生 H_2S、不发酵乳糖菌的特征。如肖氏沙门菌。

斜面变黄/底层变黄：葡萄糖和乳糖发酵。是发酵乳糖的大肠菌群的特征，如大肠埃希菌（表 1-3-2）。

表 1-3-2　肠道细菌主要生化反应试验

菌名	葡萄糖	乳糖	动力	吲哚试验	H_2S 试验	尿素酶试验
大肠杆菌	⊕	⊕	有	阳性	阴性	阴性
伤寒杆菌	+	−	有	阴性	阳性/阴性	阴性
副伤寒甲杆菌	⊕	−	有	阴性	阳性/阴性	阴性
肖氏沙门菌	⊕	−	有	阴性	强阳性	阴性
痢疾杆菌	+	−	无	阴性	阴性	阴性
变形杆菌	+	−	有	阳性	强阳性	阳性

4. 若检出菌株的生化反应与志贺菌属符合，且与志贺菌属的某个血清型抗血清凝集，方可鉴定为 "××型志贺菌感染"；如果检出菌株生化反应与沙门菌属符合，且与沙门菌属的某个血清型抗血清凝集，则可鉴定为 "××型沙门菌感染"。

5. 疑似寄生虫感染，根据镜下虫体的大小、颜色和形态结构，进行诊断。如肝吸虫卵较小，呈瓜子状，淡黄色，有卵盖，疣状突起；姜片虫卵较大，椭圆形，淡黄色，卵盖小，卵壳厚薄均匀，内含卵细胞和卵黄细胞。

6. 钩蚴培养时，可见到钩蚴虫体透明，作蛇形活动。毛蚴在接近水面 1cm 水域处快速运动，可见针尖大小、菱形、乳白色、半透明小白点，其运动特点是直线游动，碰壁迅速拐弯。

7. 溶组织内阿米巴、贾第虫和隐孢子虫等原虫需染色后镜检。溶组织内阿米巴和贾第虫经铁苏木素染色后，虫体呈蓝黑色；经碘液染色后，虫体呈黄色或浅棕黄色。隐孢子虫经改良抗酸染色后，卵囊呈玫瑰红色。

【注意事项】

1. 标本采集　采集的粪便要新鲜，容器要清洁，避免与化学药物或尿混合。挑取适量的粪便，尽量选取有黏液或脓血的部分。最好采集急性期、抗生素使用前的粪便标本，防止病原体死亡。肛周检查最好在早晨排便前进行。

2. 培养　肠道内存在大量的正常菌群，一般分离可疑致病菌应使用选择性平板。沙门菌、志贺菌的选择性增菌培养基能抑制革兰阳性细菌及暂时性抑制大肠埃希菌和变形杆菌类细菌，并促成沙门菌和志贺菌生长。寄生虫标本的培养应严格控制幼虫孵化的温度。

3. 检测　规范实验操作，根据环境温度延长或缩短标本处理的时间；观察标本时注意光线的调节；多次检查可以提高阳性率。

附：肠道内正常菌群和粪便标本中常见病原体，见表 1-3-3。

表 1-3-3　肠道内正常菌群和粪便标本中常见病原体

	正常菌群	常见病原体
革兰阳性细菌	葡萄球菌、粪链球菌、双歧杆菌、乳杆菌、产气荚膜梭菌、破伤风梭菌等	金黄色葡萄球菌、艰难梭菌、厌氧链球菌、结核分枝杆菌等
革兰阴性细菌	大肠埃希菌、产气杆菌、变形杆菌、铜绿假单胞菌、类杆菌等	致病性大肠埃希菌、志贺菌、伤寒沙门菌、其他沙门氏菌、霍乱弧菌、副溶血性弧菌、小肠结肠炎耶尔森军、弯曲菌等
其他	白假丝酵母菌	溶组织内阿米巴、贾第虫、隐孢子虫、肝吸虫、肺吸虫、姜片虫、日本血吸虫、猪带绦虫和牛带绦虫、钩虫、蛔虫、鞭虫等

【实验报告】

1. 记录本次实验的生化反应结果并解释。

2. 记录肥达试验的结果并分析讨论。

3. 以伤寒沙门菌引起的肠热症为例，设计检测实验流程，写出具体的操作步骤，并对实验结果进行分析与讨论。

4. 描述醛醚沉淀法的实验步骤，记录镜下观察到的寄生虫卵，并绘制其形态。

（李小翠　刘转转）

第四节　泌尿生殖道感染标本的病原生物检查

尿路感染 95% 以上由单一病原体引起，其中最常见的是大肠埃希菌，其次是变形杆菌、产气杆菌、铜绿假单胞菌、粪链球菌和金黄色葡萄球菌等。生殖系统感染主要由淋病奈瑟菌、梅毒螺旋体、白假丝酵母菌和阴道毛滴虫等引起。

【问题·思考】

　1. 泌尿生殖道感染标本采集时应该注意哪些问题？

　2. 如何鉴别滴虫性阴道炎和霉菌性阴道炎？阴道毛滴虫感染的致病机制是什么？

【目的】

1. 知悉泌尿生殖道标本的采集方法以及病原体检验的一般程序。

2. 学习泌尿生殖道标本的细菌计数方法。

【材料】

1. 标本　尿液、生殖道脓液或渗出液、阴道分泌物、前列腺液。

2. 培养基　肉汤、血平板、巧克力平板、克氏双糖铁（KIA）培养基、动力-吲哚-尿素（MIU）培养基、沙保弱培养基、甘露醇发酵管、肝浸液培养基等。

3. 试剂　革兰染色液、抗酸染色液、1%的胰酶溶液、氧化酶试剂、1∶2 抗凝人血浆、3%过氧化氢液、生理盐水、Fontana 镀银染色液、姬姆萨染液等。

4. 其他　载玻片、接种环、接种针、酒精灯、显微镜、普通培养箱、CO_2 培养箱、生物安全柜等。

泌尿生殖道感染标本病原体检查的一般程序：见图 1-4-1。

【方法】

1. 标本采集与处理

（1）尿液的采集方法

1）中段尿采集法：女性患者先以肥皂水清洗，而后用 1∶1 000 的高锰酸钾溶液冲洗外阴部及尿道口，用灭菌纱布擦干，用手指将阴唇分开排尿，弃去前段尿，留取中段尿 10～20ml 于无菌容器中送检。男性患者应翻转包皮，用 1∶1 000 新洁尔灭消毒尿道口，用无菌生理盐水冲洗，无菌纱布擦干后开始排尿，弃去前段尿，留取中段尿 10～20ml 于无菌容器中送检。

2）导尿法：一般插入导管后弃去开始的 15ml 尿液，然后再留取 10～20ml 尿液。这种方法不建议采用，因为插入导管时，极容易将尿道中的细菌带入膀胱，增加医源性感染的危险。

3）膀胱穿刺法：在膀胱充盈的状态下，于患者耻骨联合上消毒后，以无菌注射器穿刺抽取尿液。此法用于尿液厌氧菌培养或儿童留取中段尿困难者。

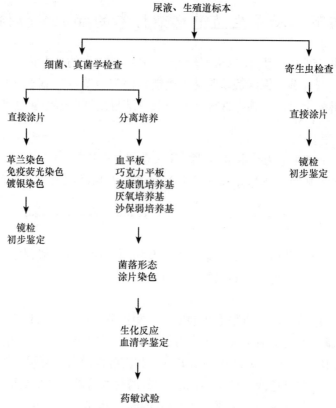

图 1-4-1　泌尿生殖道标本病原体检查的一般程序

4）留尿法：留取 24h 尿液，取沉淀部分约 100ml 送检。主要用于疑为泌尿道结核患者的检查。

（2）生殖道脓液、渗出液等标本采集：采用泌尿生殖道拭子、宫颈刮片、精液等标本进行细菌学或其他病原体检测。

1）若疑为淋病奈瑟菌，取泌尿生殖道脓液或宫颈口分泌物，标本采集后应注意保暖保湿，立即送检。

2）若疑为无芽胞厌氧菌感染，生殖道标本应从感染深部吸取渗出物或脓汁，避免正常菌群的污染。

3）若疑为梅毒螺旋体感染，取梅毒硬性下疳渗出液，低温保存并立即送检。

4）若疑为阴道毛滴虫感染，可用无菌棉签在阴道后穹隆、子宫颈及阴道壁拭取分泌物，涂片，立即送检。

2. 形态学检查

（1）直接涂片检查：生殖道脓液、渗出液、宫颈刮片标本可直接涂片检查，尿液标本需离心后，取沉淀涂片才可进行染色观察。

1）疑似细菌感染：将标本制成涂片，革兰染色，直接观察细菌的形态、排列、染色性。

2）疑似真菌感染：疑为白假丝酵母菌可进行革兰染色镜检。

3）疑似梅毒螺旋体感染：标本采用镀银染色法或直接在暗视野显微镜下观察其形态与运动方式。

4）疑似阴道毛滴虫感染：在载玻片上滴 1 滴生理盐水，将阴道分泌物、尿液沉渣或前列腺液与生理盐水混合涂片，加盖玻片镜检。也可将涂片晾干后，甲醇固定，姬姆萨染色镜检。

（2）尿液的活菌数计数

1）直接计数法：将尿液标本混匀，取一滴尿液于载玻片上，盖上盖玻片，用相差显微镜观察每个视野的细菌数，可大致估计尿液中的细菌数。如每视野有 100 个以上的细菌，则尿液中的细菌数约为 $\geq 10^6$cfu/ml；每视野有 10 个以上的细菌，则尿液中的细菌数约为 $\geq 10^5$cfu/ml；每视野有 1 个以上的细菌，则尿液中的细菌数约为 $\geq 10^4$cfu/ml；可同时观察细菌的形态和运动情况。也可将 0.001ml 尿液涂布在玻片上进行革兰染色，用油镜观察，如每视野有 1 个以上的细菌则尿液中的细菌数约为 $\geq 10^5$cfu/ml。

2）定量接种法：用定量接种环取尿液。在血平板上连续划线接种；或用无菌移液器吸取 0.1ml 尿液标本用 9.9ml 无菌生理盐水稀释后，取 0.1ml 于血平板上涂布接种，37℃培养箱中孵育 18～24h，计数平板上生长的菌落数。乘 1000 即为每毫升尿液中细菌数。

3）倾注培养法：取 0.1ml 尿液标本用 9.9ml 无菌生理盐水稀释后，取 1ml 于无菌平板中，加入已融化并冷却至 50℃的普通琼脂培养基，立即混匀，凝固后 37℃培养箱中孵育 18～24h，计数平板上生长的菌落数。乘 100 即为每毫升尿液中的细菌数。

3. 分离培养

（1）病原菌的分离培养：将尿液标本离心后取沉淀、生殖道脓液、渗出液标本分别接种于血平板、巧克力平板及麦康凯平板培养基等，37℃孵育 18～24h，观察有无菌落生长，根据菌落特征和革兰染色镜检结果作进一步鉴定。为检出特定的病原体，可采用以下特殊的培养方法：

1）淋病奈瑟菌培养：将标本接种于巧克力平板，37℃、5%CO_2 孵育 18～24h，取菌落作进一步鉴定。

2）厌氧菌培养：将标本接种于厌氧血平板或庖肉培养基，放置在厌氧环境，37℃孵育 2～7d，每天观察一次，如有菌生长，进一步作细菌学检查。

3）真菌培养：标本可接种于沙保弱培养基，37℃培养 2～7d，进行鉴定。

（2）寄生虫培养：如疑是阴道毛滴虫，将阴道分泌物接种于肝浸液培养基，置于 37℃培养 48h，用吸管将培养液和虫体混匀，取 1 滴涂片镜检。

4. 生化反应及血清学反应 分离培养后，挑取可疑的菌落，进一步行生化反应、血清学实验或荧光抗体染色等检测，进行细菌的鉴别。

5. 药敏试验 可用纸片扩散法检测致病菌对各种抗生素的敏感性，寻找敏感药物，指导临床治疗。

【结果】

1. 若革兰阴性杆菌尿液菌落计数 $<10^4$cfu/ml 可判断为污染，$>10^5$cfu/ml 可判断为感染，$10^4 \sim 10^5$cfu/ml 为可疑需重复检查。对于革兰阳性球菌而言尿液菌落计数 $>10^4$cfu/ml 可判断为感染。

2. 如阴道毛滴虫感染，其滋养体在低倍镜下可以见到虫体为呈梨形，无色半透明，运动活泼。高倍镜下可见到该虫的鞭毛，波动膜和伸出体后的轴柱。姬姆萨染色后的虫体用油镜观察，其形态结构参考基础篇。

3. 如革兰阴性杆菌感染 氧化酶阴性并发酵葡萄糖者初步判断为肠杆菌科细菌。KIA、MIU 培养基上的生化结果符合沙门菌属者，用沙门菌属诊断血清作玻片凝集试验后确认血清型；KIA、MIU 培养基上的生化结果符合肠杆菌科其他菌属，参见肠杆菌科其他菌属生化进行鉴定。尿液中常见革兰阴性杆菌的生化反应鉴定参见表 1-4-1。

表 1-4-1　尿液中常见革兰阴性杆菌的生化反应鉴定

常见菌属	氧化酶	硝酸盐还原试验	O/F 试验	KIA				MIU		
				斜面	底层	产气	H$_2$S	动力	吲哚	脲酶
大肠埃希菌	–	+	F	A	A	+	–	+	+	–
克雷伯菌属	–	+	F	A	A	+	–	–	+/–	+/–
沙门菌属	–	+	F	K	A	–/+	+/–	+	–	–
变形杆菌属	–	+	F	K	A	+	+	–	+/–	+
假单胞菌属	+	+/产气	O	K	K	–	–	+	–	–
弧菌科	+	+	F	A	A	+	–	+	–	–

注：O/F 试验为氧化发酵试验

4. 如革兰阳性球菌感染 根据细菌形态结构特点、培养特征、生化反应等进行鉴定。若为葡萄状排列，血平板上中等大小、突起、湿润的圆形金黄色菌落，有β-溶血环，发酵甘露醇，血浆凝固酶试验阳性，新生霉素敏感，耐热核酸酶阳性，疑为金黄色葡萄球菌。若为链状排列，血平板上灰白色、表面光滑、边缘整齐的圆形菌落，则可能为链球菌或肠球菌。若有β-溶血环，不分解菊糖，不被胆汁溶解，疑为链球菌；若典型菌落不溶血，偶可出现 α 或β-溶血环，且能在 pH9.6、6.5%氯化钠和 400g/L 胆盐中生长，疑为肠球菌。

5. 如疑似厌氧菌感染 生殖道标本有恶臭，无芽孢厌氧菌消化链球菌最为常见，为革兰阳性球菌，生长缓慢，厌氧培养需 5～7d，再经生化反应鉴定。

6. 如疑似梅毒螺旋体感染　镀银染色镜下背景为淡黄褐色，螺旋体为棕褐色，螺旋致密而规则，两端尖直，有 8～12 个规则弯曲。

7. 如疑似真菌　如白假丝酵母菌呈圆形或卵圆形，革兰染色阳性，可见假菌丝和芽生孢子，类酵母型菌落，呈圆形、较大、灰白色、奶酪样。

【注意事项】

1. 尿液是良好的细菌生长环境，采集后应立即检验，放置时间过长会导致感染菌和杂菌过度生长，影响诊断的准确性。不能及时接种的标本可临时存放于 4℃冰箱，但不得超过 2h。

2. 尿路感染一般由单一细菌引起，偶尔也可由多种细菌引起。当同一份标本中同时检出三种或三种以上细菌时，标本污染可能性大，需重新留取标本检查。

3. 菌落计数的影响因素较多，与抗生素的使用、输液、利尿剂使用、尿液的 pH 变化和细菌种类等有关。

4. 阴道毛滴虫滋养体离开人体后易死亡，如遇天冷，生理盐水应加温至 30～37℃，涂片后立即镜检，以免虫体不动，不易检出。此外，应检测多个样本以免漏检。

附：泌尿生殖道标本中常见的病原体：见表 1-4-2。

表 1-4-2　泌尿生殖道标本中常见的病原体

	正常菌群	常见病原体
革兰阳性菌	葡萄球菌、类白喉棒状杆菌、乳杆菌	金黄色葡萄球菌、链球菌、厌氧链球菌、肠球菌、棒状杆菌属细菌
革兰阴性菌	非致病性奈瑟菌	淋病奈瑟菌、大肠埃希菌、沙门菌属细菌、铜绿假单胞菌、变形杆菌、肺炎克雷伯菌、不动杆菌
其他	非致病性分枝杆菌、白假丝酵母菌	梅毒螺旋体、白假丝酵母菌、阴道毛滴虫等

【实验报告】

1. 以淋球菌引起的生殖道感染为例，设计检测实验流程，写出具体的操作步骤，并对实验结果进行分析与讨论。

2. 以阴道毛滴虫为例，描述病原学检查的步骤。

（王晓天　付琳琳）

第五节　血液或骨髓标本的病原生物检查

正常人血液和骨髓中是无菌的，当人体局部感染向全身播散出现全身感染时，血液和骨髓中可出现细菌，病毒、寄生虫也可寄生在血液中。机体感染状态下，血液及骨髓中常见的病原体有以下几类：①革兰阳性球菌：葡萄球菌，其次为乙型溶血性链球菌、甲型溶血性链球菌、肺炎链球菌、厌氧球菌引起。②革兰阴性杆菌：常见的有铜绿假单胞菌、伤寒及副伤寒沙门菌、甲型副伤寒沙门菌及其他肠杆菌科细菌、厌氧拟杆菌、梭杆菌等。③其他微生物如病毒、真菌等。④寄生虫：常见有疟原虫、丝虫、杜氏利什曼原虫、巴贝西虫和锥虫等。

【问题·思考】

1. 如患者有全身感染的症状，但血培养是阴性，可考虑哪些情况？
2. 如何识别血片中间日疟原虫与恶性原虫各期虫体？

【目的】

1. 学习血液和骨髓标本的采集方法。
2. 知悉血液和骨髓标本病原体检查的一般程序和注意事项。

【材料】

1. 标本 血液、骨髓液。

2. 培养基 肉汤、血平板、克氏双糖铁（KIA）培养基、动力-吲哚-尿素（MIU）培养基、沙保弱培养基、麦康凯平板、蛋黄琼脂平板和甘露醇发酵管等。

3. 试剂 革兰染色液、抗酸染色液、1%的胰酶溶液、氧化酶试剂、1：2抗凝人血浆、3%过氧化氢液、甲醇、姬姆萨染液。

4. 其他 载玻片、接种环、接种针、酒精灯、显微镜、普通培养箱、CO_2培养箱和生物安全柜等。

血液或骨髓标本病原体检查的一般程序：见图 1-5-1。

【方法】

1. 标本采集与处理

（1）血液标本

1）疑为菌血症或败血症时，血液标本一般情况下在患者发病初期或发病高峰时采集。原则上应在抗菌治疗前尽早采集。若已用抗菌药物或疗效不佳时，在可能情况下停药 24h 后再采集。采集时血液标本可先进行肉汤增菌培养。标本采集大多由肘静脉血，对亚急性细菌性心内膜炎的患者一般采集股动脉血，多部位采集血液标本也可增加阳性检出率。成人采血量每次 10～20ml，儿童 3～5ml，分别注入硫酸镁葡萄糖肉汤（需氧培养）和硫乙醇酸钠肉汤（厌氧培养）培养瓶中，疑为沙门菌引起的肠热症可注入胆汁葡萄糖肉汤，轻轻摇动混匀，送检、培养。

2）血清的提取：采集全血后，37℃静置 30min，3000rpm/min 离心 5min，吸上清，−20℃可长期保存，但是要避免反复冻融。

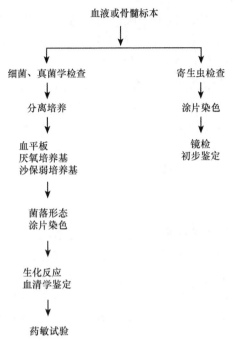

图 1-5-1 血液或骨髓标本病原体检查的一般程序

3）血膜制备（疟原虫或丝虫）：用于疟原虫和丝虫的诊断。

薄血膜制备：轻揉被检者耳垂或指端使之充血，75%酒精棉球消毒取血处，用刺血针速刺耳缘或指端，轻轻挤压，使血液流出，弃去第 1 滴血，再取 1 滴血，推片，制成薄血膜。

厚血膜制备：取血 1～2 大滴置于载玻片中央，以推片的一角，将血滴自内向外做螺旋形推开，使之成为直径 0.8～1cm 的厚血膜。

（2）骨髓标本：标本大部分采用穿刺法吸取。用骨髓穿刺针从髂骨、胸骨、棘突、胫骨等处采集 1～2ml，立即以无菌操作注入培养瓶，由于骨髓标本量少可选择需氧瓶及厌氧瓶。取骨髓液检查寄生虫时，将少量的骨髓液滴于洁净的载玻片上，制成涂片，干燥后染色。

2. 形态学检查

（1）疑似细菌、真菌感染：挑取培养板上菌落制成涂片，革兰染色，观察细菌的形态、排列、染色性；疑为新型隐球菌可用墨汁染色镜检。

（2）疑似寄生虫感染：采用姬姆萨染色法对血膜涂片和骨髓涂片进行染色，油镜下观察虫体的形态特征。

3. 病原菌的分离培养 将血液或骨髓接种于液体培养基增菌培养，然后再转种于血平板、麦康凯平板等培养基，37℃孵育 18～24h，观察有无菌落生长，根据菌落特征和革兰染色镜检结果作进一步鉴定。如疑是灰氧菌或真菌则可采用以下培养方法：

（1）厌氧菌培养：标本接种于厌氧血平板或庖肉培养基，放置在厌氧环境，37℃孵育2～7d，每天观察一次，如有菌生长，进一步作细菌学检查。

（2）真菌培养：标本可接种于沙保弱培养基，37℃培养2～7d，进行鉴定。

4. 生化反应及血清学反应　分离培养后，挑取可疑的菌落，进一步进行生化反应、血清学试验或荧光抗体染色等，进行细菌的鉴别。

5. 核酸检测　应用PCR、RT-PCR或原位杂交技术检测标本中病原体的核酸，该方法快速、敏感而特异。

6. 药敏试验　可用纸片扩散法检测致病菌对各种抗生素的敏感性，寻找敏感药物，指导临床治疗。

【结果】

1. 细菌的鉴定　根据菌落形态、涂片染色的结果，结合生化反应、血清学反应、核酸检测等，判断细菌的种类，再按各类细菌的鉴定要点进行鉴定。

（1）革兰阳性球菌的鉴定：涂片染色镜检为革兰阳性球菌，若为葡萄串状排列，血平板上中等大小、突起、湿润的圆形金黄色菌落，有β-溶血环，发酵甘露醇，血浆凝固酶试验阳性，耐热核酸酶阳性，则疑为金黄色葡萄球菌；若为链状排列，血平板上灰白色、表面光滑、边缘整齐的圆形菌落，若有β-溶血环，不分解菊糖，不被胆汁溶解，则疑为链球菌；若典型菌落不溶血，偶可出现α或β-溶血环，且能在pH9.6、6.5%氯化钠和400g/L胆盐中生长，则疑为肠球菌。

（2）革兰阴性杆菌的鉴定：标本中如为革兰阴性杆菌，首先进行氧化酶试验。氧化酶阴性并发酵葡萄糖者初步判断为肠杆菌科细菌。KIA、MIU培养基上的生化结果符合沙门菌属者，用沙门菌属诊断血清作玻片凝集试验后确认血清型；KIA、MIU培养基上的生化结果符合肠杆菌科其他菌属，参见肠杆菌科其他菌属生化反应进行鉴定。

（3）疑似厌氧菌：如产气荚膜梭菌为两端平切的革兰阳性粗大杆菌，有荚膜，血平板上有双层溶血环，蛋黄琼脂平板上出现Nagler反应，牛奶培养基中出现"汹涌发酵现象"。

2. 真菌的鉴定　如白假丝酵母菌呈圆形或卵圆形，革兰染色阳性，可见假菌丝和芽生孢子，类酵母型菌落，呈圆形、较大、灰白色、奶酪样。如新型隐球菌墨汁负染后镜检，在黑色背景中可见圆形或卵圆形透亮菌体，外周有很厚的透明荚膜，酵母型菌落。

3. 病毒的鉴定　如HBV感染者，其HBV抗原、抗体的血清学标志与临床关系较为复杂，必须对多项指标同时分析，方能做出正确诊断，结果分析详见理论课本。HCV感染者血清中HCV抗体阳性，HCV RNA阳性。HIV感染者血清中HIVp24抗体和gp41、gp120抗体阳性，血浆HIVp24抗原阳性，血清HIV RNA阳性。

4. 寄生虫的鉴定　血液样本中常见红内期疟原虫和丝虫的微丝蚴，也可见巴贝西虫和锥虫等。骨髓涂片中常见杜氏利什曼原虫无鞭毛体等。虫体的各期形态结构见基础篇。

【注意事项】

1. 一般应在抗菌药物使用前采集血液标本，如果患者已用过抗菌药物或情况不明时，可使用硫酸镁肉汤增菌液，以中和链霉素、新霉素、多粘菌素等抗生素，并添加抗菌物质拮抗剂如 5%对氨基苯甲酸拮抗磺胺类、100U / 50ml 青霉素酶降解青霉素。

2. 需氧培养均需接种血平板，厌氧培养接种厌氧血平板，分别进行需氧和厌氧培养。如革兰染色提示真菌生长，应移种至沙保弱培养基，L 型菌须转种高渗平板。

3. 骨髓取出后应立即涂片，否则会很快发生凝固，致涂片失败。

4. 注意采血时间：如间日疟原虫、三日疟原虫和卵形疟原虫在发作后 6～8h 采血最佳，恶性疟原虫在病人发作时采血，丝虫病人宜在晚上 9 点到次晨 2 时采血。

【实验报告】

1. 乙型肝炎病毒的抗原抗体包括哪些？其检测的临床意义如何？

2. 以间日疟原虫为例，写出标本采集和检查步骤。

（王晓天　付琳琳）

第六节　皮肤感染标本的病原生物检查

皮肤和皮下组织感染包括蜂窝织炎、坏死性筋膜炎、皮肤坏疽、淋巴结炎、急性淋巴管炎、皮肤脓肿、烧伤创面感染和手术后切口感染等。此类感染多数由化脓性细菌引起。另外，一些其他病原体也可引起皮肤和皮下组织感染，包括真菌、放线菌、病毒和寄生虫等。

【问题·思考】

1. 直接涂片显示有细菌，而普通需氧培养无细菌生长，应考虑哪些情况？

2. 厌氧菌与需氧菌在临床上引起感染有哪些特点？如何防治厌氧菌感染？

3. 人体感染哪些寄生虫后，会出现皮下包块？

【目的】

1. 知悉脓液标本病原体检查的一般程序。

2. 学习脓液、皮肤刮拭物或皮下包块等标本的采集方法。

【材料】

1. 标本 脓液、皮下组织分泌物、皮肤刮取物、疱疹基底部组织、水疱液、皮下包块、肌肉组织、黏膜等。

2. 培养基 肉汤、血平板、庖肉培养基、牛奶培养基、沙保弱培养基等。

3. 试剂 革兰染色液、抗酸染色液、1∶2 抗凝人血浆、3%过氧化氢液、焦性没食子酸、10% NaOH、1%的胰酶溶液、甘油、人工消化液、美蓝溶液等。

4. 其他 脱脂棉、石蜡块、棉签、载玻片、接种环、接种针、酒精灯、显微镜、普通培养箱、CO_2 培养箱、生物安全柜、棉拭子、手术刀片等。

皮肤标本病原体检查的一般程序：见图 1-6-1。

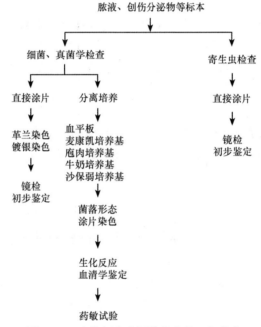

图 1-6-1　皮肤标本病原体检查的一般程序

【方法】

1. 标本采集与处理

（1）疑似细菌感染

1）封闭性脓肿：脓肿表面消毒后，用无菌方法穿刺抽取脓液 5～10ml，置无菌试管中送检。怀疑为厌氧菌感染时，抽取脓液后立即排尽注射器内空气，刺入无菌橡皮塞中送检。

2）开放性脓肿：先消毒病灶周围，用无菌盐水或 70%乙醇擦去表面渗出物，然后用无菌棉签采取病灶深部脓液及分泌物，置无菌试管中送检。

3）大面积烧伤的创面分泌物：烧伤的部位和创面不同，细菌的种类也不同。故应在多部位用无菌棉签采集标本，分别放入无菌试管中，注明部位后送检。

（2）疑似真菌感染：皮肤或指（趾）甲，取皮屑或甲屑用 10%KOH 消化后镜检。

（3）疑似放线菌感染：用无菌操作采取瘘管边缘的肉芽组织，或用无菌棉签挤压瘘管，选取有特征性的如"硫磺颗粒"送检，也可将灭菌纱布条塞入瘘管中，次日取出送检。

（4）疑似寄生虫感染

1）刮拭物或挤出物：主要是从皮肤、黏膜病变部位取材，刮拭物一般用无菌刀片或棉拭子取材，挤压患处皮肤，将刮拭物或挤出物涂于载玻片上镜检，如检查蠕形螨时，用压迫器从鼻沟或鼻尖处刮取毛囊及皮脂腺的分泌物。

2）活组织取材：主要包括皮肤及皮下包块、肌肉、淋巴结等。多种蠕虫的成虫或幼虫可在人体皮下形成结节或包块，按外科无菌操作常规，手术取出。肌肉活检主要用于检查旋毛虫幼虫，手术切取患者腓肠肌处或肱二头肌处、米粒大小的肌肉组织。

2. 形态学检查

（1）疑似细菌感染：将标本制成涂片，革兰染色，直接观察细菌的形态、排列、染色性。

（2）疑似真菌感染：将标本制成涂片，如白假丝酵母菌可进行革兰染色，如新型隐球菌经墨汁负染法镜检。

（3）疑似放线菌感染：将"硫磺样颗粒"制成压片，革兰染色；也可取组织切片经苏木精伊红染色镜检。

（4）疑似寄生虫感染：将刮拭物或挤出物置载玻片上，加一滴甘油，加盖玻片后，置显微镜下检查，可查到疥螨或蠕形螨。

3. 病原菌的分离培养　采集的标本常规接种于血平板，37℃普通培养箱和二氧化碳培养箱孵育 24～48h，观察菌落的生长情况。如疑是特定的致病菌，可采用以下特殊的培养方法：

（1）疑是厌氧芽胞菌：采用厌氧菌培养法，将标本接种于血平板、疱肉培养基等，放置在厌氧环境，37℃孵育 2～7d，每天观察一次，如有菌生长，进一步作细菌学检查。

1）疱肉培养法：将疱肉培养基表面的凡士林加热熔化，取适量厌氧菌液滴于培养基中，放 37℃培养箱培养 24～48 h，观察培养现象。

2）碱性焦性没食子酸法：①将产气荚膜梭菌按划线法接种于血平板上。②于平板盖外侧中央放 400mm² 脱脂棉 1 块，其上放焦性没食子酸 0.2g，10%NaOH 0.5ml，迅速将种菌后的平板底倒扣其上。③迅速在倒扣的平板底与盖之间用熔化凡士林密封，放 37℃培养箱培养 24～48h，观察菌落。

3）牛奶培养基培养法：将牛奶培养基表面的凡士林加热熔化，取适量产气荚膜梭菌菌液滴于培养基中，放 37℃培养箱培养 24h，观察培养现象。

（2）疑是需氧芽胞菌：将可疑的炭疽杆菌接种在普通琼脂平板上，培养 24h 后观察细菌的生长现象。

（3）疑是放线菌：将标本接种于高氏 1 号培养基及血平板，37℃、5%CO_2 培养箱中培养 1～2w，观察菌体生长。

（4）疑是真菌：将标本接种于沙保弱培养基，28～30℃或根据需要 37℃、培养 1～4w，进行鉴定。

4. 生化反应及血清学反应　细菌分离培养后，挑取可疑的菌落，进一步行生化反应、血清学凝集试验或荧光抗体染色等检测，进行细菌的鉴别。

5. 核酸检测　应用 PCR 或原位杂交技术检测标本中病原体的核酸，方法快速、敏感而特异。

6. 活组织检查　可以直接将活组织剥离后，查找寄生虫体；也可以通过涂片、压片、病理切片及染色查找虫体。

【结果】

观察标本的性状、颜色及有无特殊颗粒等可做如下初步考虑。如标本呈绿色，可能是铜绿假单胞菌感染；有恶臭的标本可能是厌氧菌或变形杆菌感染；脓液中有"硫磺颗粒"，提示放线菌感染。如是下列病原体则结果描述如下：

1. 金黄色葡萄球菌　革兰阳性球菌，葡萄串状排列，血平板上形成中等大小、突起、湿润的圆形金黄色菌落，可见β-溶血环。

2. 链球菌　革兰阳性球菌，链状排列，血平板上形成灰白色、表面光滑、边缘整齐的细小菌落，有β-溶血环。

3. 铜绿假单胞菌　革兰染色阴性杆菌，两端钝圆，血平板上菌落扁平、边缘不整齐、湿润、培养基上有水溶性的蓝绿色色素，可见β-溶血环，有特殊气味（生姜味）。

4. 破伤风梭菌　革兰阳性菌，菌体细长，芽胞正圆形，比菌体粗，位于菌体顶端，使细菌呈鼓槌状，血平板上培养见薄膜状爬行生长物，伴β溶血，在疱肉培养基中生长缓慢，厌氧培养 2～7d 后肉汤变浑浊，肉渣部分被消化微变黑，有少量气体。

5. 产气荚膜梭菌　革兰阳性粗大杆菌，菌体两端平切，有荚膜。在疱肉培养基中培养可见肉渣变为略带粉色，产生大量气体，血平板上有双层溶血环，蛋黄琼脂平板上出现 Nagler 反应，牛奶培养基中出现"汹涌发酵现象"。

6. 炭疽芽胞　革兰阳性粗大杆菌，经培养后形成竹节样排列的长链，有氧条件下可形成椭圆形芽胞，位于菌体中央，在普通琼脂平板上培养形成灰白色粗糙型菌落，低倍镜观察可见卷发状边缘。

7. 放线菌　革兰阳性丝状菌，在血平板上培养 4～6d 可见灰白色或淡黄色、粗糙、微小圆形菌落。将患者瘘管脓液中"硫磺颗粒"制成压片，镜下可见放射状排列的菌丝，形似菊花状，菌丝末端有胶质样物质组成的鞘包绕，膨大呈棒状。胶质样鞘呈革兰阴性，苏木精伊红染色，中央部位呈紫色，末端膨大部分呈红色。

8. 白假丝酵母菌 革兰染色阳性，菌体呈圆形或卵圆形，可见假菌丝和芽生孢子。类酵母型菌落，呈圆形、较大、灰白色、奶酪样。

9. 新型隐球菌 墨汁负染后镜检，在黑色背景中可见圆形或卵圆形透亮菌体，外周有很厚的透明荚膜，为酵母型菌落。

10. 疥螨或蠕形螨 疥螨近圆形或椭圆形，背面隆起，乳白或浅黄色；毛囊蠕形螨的体细长，呈蠕虫状，末端钝圆；皮脂蠕形螨粗短，末端呈锥状。

11. 猪囊尾蚴和肺吸虫幼虫 猪囊尾蚴呈卵圆形、乳白色、半透明的囊泡状，黄豆大小；肺吸虫幼虫蚕豆大至核桃大、圆形或椭圆形。

12. 旋毛虫幼虫 囊包呈梭形，内含 1～2 条卷曲的幼虫。

【注意事项】

1. 采集标本时应注意无菌操作，避免标本被杂菌污染。

2. 如果直接涂片可见细菌，而普通需氧培养无细菌生长，应考虑以下情况：①患者正在接受抗菌药物治疗；②可能是厌氧菌感染；③标本处理不当或培养基不合适。

3. 皮肤刮拭物检查时，刮检的部位须是新发的未经挠抓的炎性丘疹。活组织样本检测，通常取材量很少，检出率较低，故要做进一步的其他检查。

附：皮肤和皮下组织标本中常见的病原体，见表1-6-1。

表1-6-1 皮肤表面的正常菌群和皮肤、皮下组织标本中常见的病原体

	正常菌群	常见病原体
革兰阳性菌	葡萄球菌、链球菌、类白喉棒状杆菌	金黄色葡萄球菌、链球菌、肠球菌、产气荚膜梭菌、破伤风梭菌、炭疽芽胞杆菌
革兰阴性菌	铜绿假单胞菌、丙酸杆菌	脑膜炎奈瑟菌、淋病奈瑟菌、大肠埃希菌、铜绿假单胞菌、变形杆菌、肺炎克雷伯菌、枸橼酸杆菌、拟杆菌、嗜血杆菌、弧菌
其他	白假丝酵母菌、非致病性分枝杆菌	白假丝酵母菌、放线菌、结核分枝杆菌、疥螨或蠕形螨、猪囊尾蚴、旋毛虫等

【实验报告】

1. 比较厌氧芽胞菌与需氧芽胞菌的特点。

2. 铜绿假单胞菌的培养特点有哪些？

（王晓天　付琳琳）

第七节　免疫分子功能的检测

免疫分子的种类很多，其中以膜结合形式为主的免疫分子包括白细胞分化抗原、黏附分子、细胞因子受体、补体受体和主要组织相容性抗原，以游离形式为主的免疫分子包括免疫球蛋白、细胞因子、补体及其他抗菌物质等。本节主要介绍溶菌酶的杀菌作用、细胞因子 IL-2 和 TNF-α 生物学活性的检测。

【问题·思考】

1. 为何溶菌酶对革兰阳性细菌杀伤作用较强？

2. 列举细胞因子生物学活性检测的方法，并说明其原理。

3. 细胞因子的作用方式及其功能特点？

实验一　溶菌酶的杀菌作用

【目的】　观察溶菌酶的杀菌效应。

【原理】　溶菌酶是一种碱性蛋白酶，广泛存在于血清、泪液、唾液、肠道、呼吸道及中性粒细胞、巨噬细胞内，通过作用于革兰阳性细菌细胞壁的肽聚糖，使其分解，细胞壁失去坚韧性，细菌发生渗透性溶解，属于固有免疫范畴。

【材料】　四联球菌菌液、无菌普通琼脂平板、溶菌酶、无菌棉签、无菌生理盐水（NS）、无菌滤纸片、镊子等。

【方法】

1. 无菌棉签蘸取四联球菌菌液均匀涂布于无菌普通琼脂平板表面。

2. 用无菌镊子分别夹取浸有不同浓度的溶菌酶溶液（用 0.15mol/L pH6.4 的 PBS 配制 12.5μg/ml、25μg/ml、50μg/ml、100μg/ml 和 200μg/ml 的溶菌酶溶液）和 NS 的直径为 6.0 mm 滤纸片，仔细贴于琼脂平板表面。

3. 置 37℃恒温箱孵育 18～24h 后观察结果。

【结果】　观察溶菌酶溶菌现象，测量滤纸片周围溶菌环直径（含滤纸片直径，单位：mm），并记录实验结果。

【注意事项】

1. 无菌操作，菌液涂布均匀。

2. 滤纸片浸取溶液适当，防止有液滴。

实验二　白细胞介素-2 活性的检测

【目的】

1. 学习 MTT 法检测 IL-2 的活性。

2. 理解 IL-2 在免疫功能中作用及其临床意义。

【原理】　IL-2 是由 Th 细胞产生的淋巴因子，在淋巴细胞增殖分化过程中起到非常重要的作用。IL-2 活性测定基于 IL-2 能维持 IL-2 依赖细胞的代谢和存活，促进这类细胞的增殖。细胞在增殖时能量代谢活跃，可产生大量的能量以合成多种大分子物质和进行细胞分裂，能量代谢的水平与细胞合成 DNA 水平基本平行，因此，测定细胞能量代谢的水平可以间接地反映细胞增殖情况。

MTT（四甲基偶氮唑盐）是一种淡黄色的水溶性化合物，活细胞（特别是增殖期的细胞）通过线粒体能量代谢过程中的琥珀酸脱氢酶的作用，使淡黄色的 MTT 分解产生蓝色结晶状甲臜沉积于细胞内或细胞周围，且形成甲臜的量与细胞增殖程度呈正比，甲臜经 SDS 作用后可溶解显色。溶解液的光密度值与细胞代谢及 IL-2 活性正相关。

【材料】　1640 培养液（完全）、IL-2 标准品、待测样品、CTLL-2 细胞株、MTT 溶液（5mg/ml）、10%SDS、96 孔细胞培养板、多头细胞收集器、微量加样器、CO_2 孵箱、酶标仪。

【方法】

1. 制备 CTLL-2 细胞悬液　取生长旺盛的 CTLL-2 细胞，用 1640 培养液将细胞洗 3 次，用完全 1640 培养液配成 2×10^5/ml 细胞悬液。

2. 稀释样品和标准品　将待测样品和标准品 IL-2 用完全 1640 培养液做一定的倍比稀释。

3. 加样与检测　向 96 孔细胞培养板内加入不同稀释度的样品和标准品（50μl/孔），每稀释度 3 个复孔，并设细胞对照。再向各孔加入 50μl 细胞悬液，混匀，置 5%CO_2、37℃培养 36h，每孔加入 MTT 溶液 20μl，继续孵育 6～8h 后，每孔加 10%SDS 100μl，充分混匀，37℃孵箱静放（使甲臜全溶解）。在酶联仪上选波长 570nm 测定 OD 值，将待测样品的 OD 值与标准品 OD 值比较后，求得待测样品的 IL-2 活性单位。

【结果】　将各稀释度的 OD 值按照样品最大增殖 OD 值的百分比换算成概率单位，可将原来呈 S 形的曲线转换成为直线。根据这些点的数据求出各直线的回归方程。再从回归方程求出各样品达 50%最大增殖时的稀释度，而后按下列公式求出待测样品 IL-2 的活性单位。

计算公式：x=D/d×a

x：待测样品 IL-2 活性单位（U/ml）；

a：标准参考样品 IL-2 的活性单位（U/ml）；

d：待测样品达 50%最大增殖的稀释度；

D：标准参考样品在 50%最大增殖的稀释度。

【注意事项】

1. MTT 液要现配现用，避免光照，若有蓝色颗粒需过滤后再用。

2. 生物学测定法敏感性高，特异性强，所测 IL-2 是具有生物活性的 IL-2，而不像免疫学测定法所测定免疫反应性 IL-2 蛋白，因此测定的条件和要求要严格按规程。

实验三　TNF-α 生物学活性的检测

【目的】

1. 学会 TNF 生物学活性测定方法。

2. 理解 TNF 生物学活性及其临床意义。

【原理】　TNF 的生物学活性之一是能直接杀伤肿瘤细胞。TNF 与相应受体结合后向细胞内移，被靶细胞溶酶体摄取导致溶酶体稳定性降低，各种酶外泄，引起细胞溶解。肿瘤细胞株对 TNF-α 的敏感性有很大的差异，用放线菌素 D、丝裂酶素 C、放线菌酮等处理肿瘤细胞，可明显增强 TNF-α 杀伤肿瘤细胞活性。

【材料】

1. 培养基　完全培养基 10%FCS-DMEM 培养液（V/V）；完全培养基 3%FCS-DMEM 培养液（V/V）；0.5～1μg/ml 放线菌素 D。

2. 染液和脱色液　0.05%结晶紫溶液（50mg 结晶紫，用 20ml 无水乙醇溶解后，加水定容至 100ml）；脱色液（H_2O 50ml；无水乙醇 50ml；乙酸 0.1ml）。

3. 其他　TNF 标准品（由中国药品生物制品检定所提供）；小鼠 L929 细胞、96 孔细胞培养板、酶标仪等。

【方法】

1. 此实验在无菌环境下进行，实验前超净工作台应用紫外灯照射 30min 以上。

2. 用 10%完全培养基将生长状态良好的小鼠 L929 细胞调至 $1×10^5$/ml 的细胞悬液，100μl/孔加入 96 孔细胞培养板，5%CO_2，37℃培养过夜。

3. 标准品稀释：用 3%完全培养基将标准品进行 10 倍稀释至 100IU/ml 为起始浓度，再做 4 倍稀释上板。

4. 待检样品稀释：用 3%完全培养基将待检样品进行 10 倍稀释至一定范围，再做 4 倍稀释准备上板。

5. 弃 96 孔细胞培养板上清，将标准品及待检样品按 100μl/孔加入 96 孔细胞培养板，同时设对照组和空白组，5%CO_2，37℃培养 16 小时。

6. 镜检后，弃上清，每孔加 30μl 0.05%结晶紫染色 3～5min，用流水小心冲去结晶紫，甩干培养孔中的残余水分，加入脱色液 100μl/孔，用酶标仪测定 570nm 的光密度值。

【结果】

1. 在坐标纸上以 OD570 比色值（复孔比色值的平均值）对稀释倍数作图，以标准品的最低、最高平均值作平等于 X 轴的直线，以各相应样品曲线与该直线的交点，在 X 轴读出半效量的稀释度。

2. 计算公式

$$TNF活性（IU/ml）=\frac{标准品效价×样品预稀释倍数}{标准品预稀释倍数}×\frac{标准品半效量稀释度}{样品相当于标准品半效稀释度}$$

【注意事项】

1. 实验之前观察细胞增殖状态，每孔中的细胞增殖状态一致。

2. 吸弃培养液上清时避免损伤单层细胞。

3. 充分洗去结晶紫，甩干水分时避免细胞脱落。

【实验报告】

1. 记录溶菌酶试验的结果。

2. 记录 IL-2 生物学活性测定的结果并且分析。

3. 记录 TNF 生物学活性测定的结果并且分析。

第八节 免疫细胞功能的检测

参与免疫应答或与免疫应答有关的细胞统称为免疫细胞，包括造血干细胞、淋巴细胞、树突状细胞、NK 细胞、单核/巨噬细胞、中性粒细胞、红细胞和肥大细胞等。临床上通过检测这些免疫细胞的数量和功能，可判定人体的免疫功能状况，为疾病的诊断和治疗提供依据。

实验一 吞噬细胞的吞噬作用

【问题·思考】

1. 吞噬作用的具体过程是怎样的？

2. 中性粒细胞和巨噬细胞的吞噬作用有何区别？

一、中性粒细胞的吞噬作用

【目的】 观察中性粒细胞的吞噬现象。

【原理】 血液中的中性粒细胞可以吞噬细菌和异物颗粒，并能将它们消化和降解，是机体固有免疫的重要组成部分。

【材料】 2%枸橼酸钠、静脉血、葡萄球菌菌液、玻片、瑞氏染液、显微镜等。

【方法】

1. 抽取静脉血 1ml，注入含有 1ml 2%枸橼酸钠的小试管中，混匀后加入葡萄球菌悬液 0.1ml，摇匀。

2. 37℃静置孵育，中间振摇一次，第 10min、20min、30min 分别取血一滴推成血片。

3. 血片自然干燥，滴加瑞氏染液数滴于血片上染 1min，再加等量蒸馏水，轻轻晃动混合，染 5min（勿让染液干燥），用水冲洗，干后油镜观察结果。

【结果】 观察中性粒细胞吞噬细菌的现象，可见胞浆呈淡红色、胞核呈紫色、多形核的中性粒细胞胞浆中有紫色的葡萄球菌。并计算吞噬率、吞噬指数。

1. 吞噬百分率 观察 100 个中性粒细胞，计算其中吞噬有细菌的中性粒细胞数，计算出吞噬细胞百分率。

2. 吞噬指数 观察 100 个中性粒细胞，计算其中被吞噬的细菌总数，平均每个中性粒细胞吞噬的细菌数即为吞噬指数。

【注意事项】

1. 取对数生长期的葡萄球菌菌液。

2. 血涂片不宜太厚，否则影响观察。

二、巨噬细胞的吞噬作用

【目的】 观察单核/巨噬细胞的吞噬现象。

【原理】 具有吞噬作用的单核/巨噬细胞对外来异物具有吞噬和消化功能。

【材料】 5%淀粉溶液、鸡红细胞、甲醛溶液、25%戊二醛、玻片、瑞氏染液、显微镜等。

【方法】

1. 1%醛化鸡红细胞悬液制备 取肝素抗凝的新鲜鸡血，用生理盐水离心洗涤两次。向 1ml 压积的鸡红细胞中加入 24ml 生理盐水，混匀。再加 0.1ml 25%戊二醛，混匀，室温下摇 30min。用生理盐水离心洗涤 3 次，4℃冰箱可保存 1年，使用时配成 1%浓度。

2. 将配制的 5%淀粉溶液煮沸，冷却后用注射器吸取 1ml 注入小白鼠腹腔内。

3. 48h 后腹腔注入 1% 醛化鸡红细胞 1ml，轻揉腹部。

4. 注入 30min 后处死小白鼠，腹部朝上置于木板上，打开腹腔，避开血管在腹膜上开一小洞，用毛细吸管吸取小白鼠腹腔渗出液，制成涂片，待其自然干燥后，甲醛固定 2min，瑞氏染色，油镜下可见吞噬细胞的胞浆内有被吞噬的鸡红细胞（有核，形似橄榄）。

【结果】 观察吞噬细胞吞噬鸡红细胞的现象，并计数吞噬率、吞噬指数。计算方法同中性粒细胞吞噬现象。

【注意事项】 避免小白鼠血管红细胞进入鼠腹腔渗出液，影响结果。

实验二 NK 细胞活性检测

自然杀伤细胞（natural killer cell，NK）是一类未经抗原预先致敏就能非特异性杀伤靶细胞的免疫细胞，是机体固有免疫的重要成分，不仅与抗肿瘤、抗病毒感染和免疫调节有关，而且在某些情况下参与超敏反应和自身免疫性疾病的发生。测定 NK 细胞活性的方法很多，大致分为同位素法和非同位素法。非同位素法有化学发光法、酶释放法和形态学法等，本文重点介绍形态学法（台盼兰染色法）。

【问题·思考】

1. NK 细胞活性检测的原理及应用。

2. 利用 MTT 法测定 NK 细胞活性，应怎样设计实验？

【目的】

1. 学会 NK 细胞活性检测方法。

2. 理解 NK 细胞杀伤靶细胞的机制及其临床意义。

【原理】 NK 细胞无需预先致敏就能裂解靶细胞。大多数肿瘤细胞（如 K562 细胞）与正常细胞相比，低表达 MHC I 类分子，与 NK 细胞抑制性受体（KIR）结合时产生的抑制性信号弱，而与激活性受体（KAR）结合产生的活化信号强，从而使 NK 细胞活化并攻击靶细胞。正常细胞能够排斥台盼蓝不被染色，而死亡的细胞，膜的完整性丧失，通透性增加，可被台盼蓝染成蓝色，故可以用台盼蓝染色法检测 NK 细胞对靶细胞的杀伤效应。

【材料】 K562 细胞、2%台盼蓝、肝素、静脉血、RPMI-1640 培养液、Hank's 液或生理盐水、EP 管等。

【方法】

1. 靶细胞制备 培养 24～48h 的 K562 细胞，Hank's 液或生理盐水洗涤 1 次后，用 RPMI-1640 培养液调整浓度至 1×10^5 个/ml。

2. 效应细胞制备 采静脉血 2ml 加入肝素抗凝管，轻轻摇动试管，混匀，5min 后加入 Hank's 液或生理盐水 2ml 轻轻摇匀。

3. 用毛细吸管吸取 2ml 抗凝血沿管壁缓慢加至另一支已含有 2ml 淋巴细胞分离液的离心管的液面上，注意保持两种界面清晰。

4. 将试管平衡后置水平式离心机，2000rpm 离心 15min，取出，可见分为五层。（如图 1-8-1）

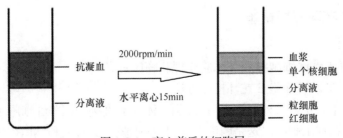

图 1-8-1 离心前后的细胞层

5. 用毛细吸管小心吸取第二层的单核细胞、淋巴细胞（其中 NK 细胞占 5%～7%）并移至另一离心管内，用 Hank's 液或生理盐水洗涤 2 次，计数细胞，用 1640 培养液调整细胞浓度为 $1×10^7$/ml。

6. NK 细胞活性测定 取效应细胞及靶细胞各 100μl 加入 1.5ml EP 管中（效靶比常用 100：1），对照管以培养液代替效应细胞，在 37℃ 5%CO_2 培养箱中培养 2 小时，取 3 滴细胞悬液和 1 滴 2%台盼蓝液混合，加盖玻片，3min 内镜下观察结果。

【结果】 镜下观察 NK 细胞杀伤靶细胞情况，即靶细胞死亡现象：可见细胞呈蓝色，肿胀变大，失去光泽。计数 200 个 K562 细胞，计算 NK 细胞杀伤百分率。

$$NK细胞杀伤率 = \frac{死细胞}{靶细胞} × 100\%$$

【注意事项】

1. 制备靶细胞时，靶细胞的状态非常重要，可用台盼蓝染色法检测 K562 靶细胞的存活率应＞95%。

2. 效靶细胞比率一般选择（50～100）：1。

实验三　T 细胞（功能）活性检测

检测 T 淋巴细胞数量及其功能，既可以了解机体的免疫功能状态，也可对某些疾病的诊断、疗效观察及预后判断等具有一定指导意义。检测 T 淋巴细胞及其功能实验方法较多，如比较传统经典的形态学检测法（E 花环形成试验、淋巴细胞转化试验等），以及现阶段常用的免疫磁珠法、流式细胞术等检测和分离 T 细胞亚群，MTT 法、^{3}H-TdR 掺入法、CFSE 法等可检测淋巴细胞增殖情况。

【问题·思考】
　　1. 实验室常用的非特异性淋巴细胞丝裂原有哪些？
　　2. 淋巴细胞转化前后的形态学指标有何变化？
　　3. 比较 MTT 法与 3H-TdR 掺入法的优缺点。

一、E 花环形成试验

【目的】

1. 理解 T 淋巴细胞 E 花环试验原理和临床意义。

2. 学习 T 淋巴细胞 E 花环检测方法。

【原理】 正常人外周血中 T 细胞在体外能直接和绵羊红细胞（SRBC）结合形成玫瑰花样细胞团。这是因为人的 T 细胞膜上具有能和 SRBC 膜上的糖蛋白相结合的受体，称为 E 受体，亦称 CD_2 分子。已证实 E 受体是人 T 细胞所特有的表面标志，因此本试验可作为人外周血 T 细胞的鉴定和计数，同时作为人体细胞免疫功能状态的一个检测指标，也是分离 T 细胞的常用方法之一。

【材料】　受检者静脉抗凝血、RPMI-1640 培养基、绵羊红细胞（SRBC）、淋巴细胞分离液、0.8%戊二醛、华氏试管、毛细吸管、1ml 刻度吸管、载玻片、显微镜、瑞氏染液等。

【方法】

1. 取新鲜绵羊红细胞，加入 Hank's 液，轻轻摇匀，1500rpm 离心 5min，共三次，最后用含 10%小牛血清的 RPMI-1640 培养基调整绵羊红细胞浓度为 2×10^8 个/ml（约为 0.5% SRBC）。

2. 取 1ml 肝素抗凝静脉血，常规用淋巴细胞分离液分离淋巴细胞。

3. 用毛细滴管小心吸取第二层的单核细胞、淋巴细胞并移至另一离心管内，用 RPMI-1640 培养基洗涤 3 次（每次均手动旋转试管混匀液体，1000rpm 离心 10min，弃上清，沉淀为单核细胞、淋巴细胞）。计数细胞，并调整细胞数为 2×10^6 个/ml。

4. 绵羊红细胞悬液与单个核细胞悬液等量（各取 0.2ml）混合，37℃水浴 15min，1000rpm 离心 5min，于 4℃冰箱静置 50min 后，沿管壁加入 0.8%戊二醛 0.1 ml，继续 4℃固定 10min。

5. 取出试管，用毛细吸管吸取多余的上清液，弃去；然后轻轻摇动试管或用毛细吸管轻轻吹打管底，使管底细胞重新悬起。

6. 吸取细胞悬液半滴置于清洁玻片上，涂片、干燥后染色。加瑞氏染液，染色 30s，显微镜下观察。

【结果】　镜下观察 E 花环形成现象。可见淡蓝色淋巴细胞周围粘有 3 个或 3 个以上羊红细胞者即为花环形成细胞（即 E 阳性细胞）。计数 200 个淋巴细胞（包括 E 阳性细胞），计算出 E 花环形成的细胞百分率。

$$E花环形成率（\%）= \frac{E阳性细胞}{淋巴细胞 + E阳性细胞} \times 100\%$$

【注意事项】

1. 绵羊红细胞以保存 1 周内最好，超过 2 周则与淋巴细胞结合力下降，超过 5～6 周则不能再用。

2. E 花环试验 SRBC 与淋巴细胞混合比例以（100～200）：1 为宜。

3. 显微镜观察计数前，使管底细胞重悬，动作应轻柔，不能过猛或强力吹打，否则花环会减少或消失。

二、T 淋巴细胞转化试验——形态学计数法

【目的】

1. 学习 T 淋巴细胞转化试验的方法。

2. 理解 T 淋巴细胞转化试验的原理及临床意义。

【原理】 体外培养的淋巴细胞，在受植物血凝素（PHA）、刀豆蛋白 A（ConA）等非特异性有丝分裂原刺激时，可转化为淋巴母细胞，称为淋巴细胞转化试验。它可反映机体的细胞免疫状态。

【材料】 受检者静脉抗凝血、1% PHA 淋巴细胞培养基、细胞培养瓶、Hank's 液、吸管、0.83% NH_4Cl 溶液（pH7.2）、瑞氏染液、生理盐水等等

【方法】

1. 在含 1% PHA 淋巴细胞培养基 3 ml 的细胞培养瓶中，加入 0.2 ml 肝素抗凝血，摇匀。

2. 置入 37℃ 5%CO_2 培养箱培养 72 h，每天轻轻摇动 1～2 次。

3. 吸弃上清（留血细胞界面上约 0.5ml 上清），取 0.83% NH_4Cl 溶液 3 ml 加入瓶中，混匀，移入离心管内，置 37℃水浴 10min。

4. 加适量的 NS 混匀，1500rpm 离心 10min，弃上清，洗涤 2 次，混匀沉淀，推片、干燥、瑞氏染色（5min）、油镜观察，注意淋巴细胞转化前后的形态学特点（表 1-8-1）。

表 1-8-1　淋巴细胞转化前后的形态学指标比较

形态特征	淋巴细胞	转化淋巴细胞		未转化淋巴细胞
		转化的母细胞	过渡型	
胞核	细胞直径（μm）	12～20	12～16	6～8
	大小	增大	增大	不增大
	染色质	疏松呈网状	粗松	密集
	核仁	清晰可见 1～3 个	有或无	无
	有丝分裂	有或无	无	无
胞浆	增多	有	有	极少
	着色	嗜碱	嗜碱	天青色
		核周围区淡染	核周围区淡染	
	空泡	有或无	有或无	无
	伪足	常可见	有或无	无

【结果】 镜下观察淋巴细胞、淋巴母细胞和过渡型淋巴细胞的形态，并计算淋巴细胞转化率。

淋巴细胞转化率：即计数 200 个淋巴细胞，算出其中淋巴母细胞和过渡型淋巴细胞的百分率，其正常值为 70% 左右。

$$淋巴细胞转化率（\%）= \frac{转化型细胞}{转化型细胞 + 未转化细胞} \times 100\%$$

【注意事项】

1. 严格的无菌操作，是淋巴细胞转化试验成功的关键。

2. 培养液最适 pH 为 7.2～7.4，过酸过碱都会影响细胞的生长而降低转化率。培养液的类型与动物的白细胞相关，如小鼠的淋转试验，用 RPMI-1640 最好，用 199 液则不成功。

3. 培养时间以 72～120h 转化率最高，超过这个时间，则转化率反而下降。

4. 吞噬细胞有时在形态上易与"过渡型"混淆。但巨噬细胞有其固有的特点，核占细胞比较小且偏一边，核染色质浓集，细胞浆呈蓝灰色或红褐色，胞浆内有大小不等的颗粒或吞噬物，且含有大小不等的气泡。

5. 涂片时要少蘸些细胞，推出尾部来，因淋巴细胞较大，易集中在尾部及边缘。

6. 观察淋巴细胞转化，染色不要太浓，以便观察核仁。

三、T 淋巴细胞转化试验 —— 3H-TdR 掺入法

【目的】

理解 3H-TdR 掺入法的基本原理并了解其操作步骤。

【原理】　3H-TdR 即（甲基-3H）胸腺嘧啶核苷（3H-[methyl]thymidine），是 DNA 合成的前体。加入细胞培养液中后被细胞摄取作为 DNA 合成的原料。细胞合成的 DNA 越多，则所掺入的 3H-TdR 就越多，因此，检测所掺入的 3H-TdR 就可反映细胞增殖的程度。

【材料】　6～8 周龄 BALB/c 小鼠、ConA 5～10μg/ml、3H-TdR 10μCi/ml、脂溶性闪烁液、RPMI-1640 培养液、玻璃纤维滤纸、样品杯、96 孔培养板、离心机、多头细胞收集仪、液体闪烁仪、细胞培养箱等。

【方法】

1. 小鼠眶静脉取血，无菌分离淋巴细胞（同前面淋巴细胞分离），用 RPMI-1640 培养液调整细胞浓度成 1×10^6/ml，加入 96 孔培养板，每个样品重复 6 孔，每孔 100μl。

2. 每孔加入 ConA100μl，每个样品重复 3 孔，另外 3 孔不加 ConA 作对照。37℃孵育 56h。

3. 加入 3H-TdR、0.5～1.0μCi/孔。

4. 继续培养 6～12h 后，用多头细胞收集仪将细胞收集于玻璃纤维滤纸片上。

5. 将玻璃纤维滤纸片烤干后，放入闪烁液中，每杯加入闪烁液 5ml，在闪烁仪上测定各样品的每分钟脉冲数（cpm）。

【结果】　以刺激指数（SI）表示试验结果。为此，须在培养时，设同样数量的不加 PHA 的对照培养瓶，试验管脉冲数与对照管脉冲数之比，即为刺激指数。

$$SI=实验组 cpm 均值/对照组 cpm 均值$$

【注意事项】

1. 血样与培养基比例一般在 1：（10～30）为宜。

2. 培养细胞时，可放入 CO_2 培养箱中培养，也可在普通温箱进行培养，但一定要把盖子拧紧，否则结果差别较大。

3. 细胞培养基 pH 以 7.2～7.4 为宜，偏酸或偏碱影响细胞生长和转化。

4. 用细胞收集仪收集样品时，用蒸馏水反复洗涤，以去除游离的 3H-TdR。

四、T 淋巴细胞转化试验 —— MTT 比色法

【目的】 理解 MTT 比色法的基本原理，学习其操作步骤。

【原理】 活的增殖细胞（淋巴细胞受有丝分裂原激活后开始增殖）可通过线粒体能量代谢过程中琥珀酸脱氢酶将四甲基偶氮唑盐（MTT）还原形成蓝紫色甲臜沉积于细胞内，继而对甲臜产物的比色分析可测定细胞的增殖状态。

【材料】 四唑盐（MTT）溶液（5mg MTT 溶于 1ml PBS，0.22μm 滤膜滤过，以除菌和去除不溶物，分装，–20℃避光保存）、二甲亚砜（DMSO）：无水乙醇溶液（1：1 等量配制）、静脉抗凝血、淋巴细胞分离液；RPMI-1640 培养基、有丝分裂原（ConA 5～10μg/ml）、48 孔 U 形底培养板、酶联检测仪、细胞培养箱、倒置显微镜、振荡器等。

【方法】

1. 取 2ml 肝素抗凝静脉血，常规用淋巴细胞分离液分离单个核细胞。

2. 用分别含有丝分裂原和不含有丝分裂原的培养液，将单个核细胞配制 2×10^6 个/ml 细胞悬液。

3. 取一块 48 孔 U 形底培养板，标记实验孔和对照孔，并加样。实验孔加含有丝分裂原的 2×10^6/ml 的单个核细胞悬液 400μl，对照孔加不含有丝分裂原的 2×10^6/ml 的单个核细胞悬液 400μl；每个标本作 3 个平行孔。

4. 将 48 孔 U 形底培养板置于含 $5\%CO_2$ 饱和湿度的培养箱内，37℃孵育 72h 后，各孔均加入 80μl MTT。再置于含 $5\%CO_2$ 饱和湿度的培养箱内，37℃孵育 4～6h。

5. 1500rpm 离心 5min，弃上清（尽可能去尽），每孔加入 300μl DMSO：无水乙醇，溶解 MTT 还原产物甲臜，微型振荡器振荡 20min。

6. 镜下见甲臜完全溶解后，在酶联检测仪 570/490nm 波长处测 OD 值，以空白对照孔调零，比较细胞的增殖情况。

【结果】 记录每孔 OD 值，并分析细胞的增殖情况。

1. 将实验组和对照组 3 个复孔的 OD 值平均。

转化值=实验组的平均 OD 值–对照组的平均 OD 值

2. 也可以刺激指数（SI）判断淋巴细胞转化程度：

SI=实验组平均 OD 值/对照组平均 OD 值

【注意事项】

1. 全过程严格无菌操作。

2. 以空白对照孔或加入培养液的对照孔调零。

3. 样品加入 DMSO（二甲亚砜）：无水乙醇后，要在 1 小时内测定 OD 值。

五、细胞毒 T 细胞（CTL）杀伤功能的测定

【目的】

1. 理解细胞毒 T 细胞（CTL）杀伤功能测定 ^{51}Cr 释放法的基本原理。

2. 学习 ^{51}Cr 释放法的操作步骤。

【原理】　细胞毒 T 细胞能够识别和攻击带有相应抗原的靶细胞。目前测定这种作用最常用的方法是 ^{51}Cr 释放法。同位素 $Na_2{}^{51}CrO_4$ 能以铬酸盐离子的方式通过细胞膜进入胞浆，并与胞浆中的蛋白质牢固结合。靶细胞与效应细胞一起孵育，受到杀伤时，细胞膜受损，胞浆内与蛋白质结合的同位素便释放到上清液中，测定释放的同位素量便可推知体内细胞毒作用的强弱。

【材料】　$Na_2{}^{51}CrO_4$ 溶液（比活性大于 200uci/ml）、1%TritonX-100 溶液、D-Hank's 液、RPMI-1640 培养液、C_{57}BL/6 小鼠、DBA/2 小鼠，γ 计数器、液闪仪。

【方法】

1. 靶细胞的制备

（1）取出 DBA/2 小鼠脾脏，制成 10^7 个/ml 的细胞悬液。

（2）取靶细胞 0.5ml（含 5×10^6 个细胞）加入 100uci^{51}Cr，37℃水浴中孵育 2h，每 30min 摇 1 次。

（3）用 Hank's 液洗 3 次（每次 1000rpm×5min）以除去游离的同位素。

（4）用 RPMI-1640 重悬，调整细胞浓度为 1×10^6/ml。

2. 效应细胞的制备

（1）取出 DBA/2 小鼠脾脏，按常规方法制成 1×10^6/ml 的细胞悬液，并用 2000～3000Rad 的 X 线照射。

（2）洗涤 1～2 次，调整细胞浓度为 1×10^6/ml。

（3）取适量上述细胞免疫 C_{57}BL/6 小鼠。

（4）5～7d 后取出 C_{57}BL/6 小鼠脾脏，制成 2×10^7/ml 的细胞悬液。

3. 细胞毒试验

（1）按表 1-8-2 将各成分加入 EP 管中或小试管中，每份做 3 个平行管。

表 1-8-2　细胞毒试验

	实验组（ml）	自发释放组（ml）	最大释放组（ml）
靶细胞	0.1	0.1	0.1
效应细胞	0.1	—	—
RPMI-1640	0.1	0.2	—
1%Triton	—	—	0.2

注：效∶靶=20～50∶1

（2）轻轻混匀，500rpm 离心 1min。

（3）置 5%CO$_2$ 孵箱 37℃孵育 4h。

（4）取出 EP 管或小试管，1500rpm 离心 10min。

（5）小心吸出 0.2ml 上清液移至另一试管中，塞紧管口。

（6）用 γ 计数器测定每管的 cpm（液闪仪每分钟记录的脉冲数）。

【结果】　用 ^{51}Cr 释放百分率表示，按下列公式计算：

$$^{51}Cr释放率（\%）= \frac{实验组cpm - 自发释放组cpm^*}{最大释放组cpm - 自发释放组cpm}$$

（*实验中自发释放率一般不应超过 15%）

【注意事项】　注意放射性污染的防护。

实验四　B 细胞（功能）活性检测

B 淋巴细胞接受抗原刺激，在 T 细胞辅助下分化为浆细胞（抗体形成细胞，AFC），合成并分泌抗体，从而发挥体液免疫效应。溶血空斑试验（plaque forming cell assay，PFC），是一种体外检测抗体形成细胞的方法，该实验具有特异性高、筛选力强、可直接观察等优点，故可用作判定机体 B 淋巴细胞数量和功能的指标，观察免疫应答动力学变化。

【问题·思考】

1. B 淋巴细胞功能检测与 T 淋巴细胞功能检测上有何区别？

2. B 淋巴细胞、T 淋巴细胞在发挥免疫应答过程中的联系与区别？

一、体外抗体形成细胞的检测——溶血空斑试验

【目的】　理解溶血空斑试验的原理及应用。

【原理】　溶血空斑试验即 PFC 试验，是一种体外检测抗体形成细胞的方法。该方法是将绵羊红细胞免疫动物，随后取其脾细胞（内含抗体形成细胞）和绵羊红细胞及补体混合孵育，由于脾细胞分泌的抗体和绵羊红细胞结合形成抗原抗体复合物，激活补体形成肉眼可见的溶血区。目前检测方法有琼脂固相法、单层细胞法和小室液相法。现介绍小室液相法。

【材料】　5% SRBC、1：10 稀释的豚鼠血清、小鼠、250 目钢丝网、RPMI-1640 培养基、载玻片、湿盒、石蜡盘等。

【方法】

1. 取 5% SRBC 1ml，无菌注射于小鼠腹腔内。

2. 4d 后处死小鼠，取出脾脏，放置于加有 250 目钢丝网和少量 RPMI-1640 培养基的平皿内，用注射器内芯将脾脏在钢丝网上轻轻碾磨，使细胞挤过钢丝

网，制成单个细胞悬液。吸取悬液于试管内，并用少量 RPMI-1640 培养基洗下平皿内残留细胞，1500rpm 离心 5min，弃上清，加 RPMI-1640 培养基，使液体总量达 1ml。悬浮沉淀细胞，计数，调整细胞浓度为 $1×10^7$ 个/ml。

3. 制备玻片小室：取洁净载玻片，用双面胶带在载玻片两端和中间各粘一条，然后用镊子取二块盖玻片放在其上，压平做成二个小室。

4. 在一个 1ml EP 管中分别加入脾细胞悬液 0.12ml、5% SRBC 0.12ml、1：10 稀释的豚鼠血清 0.4ml，混匀。

5. 用微量加样器取上述混合液，于小室一端轻轻将液体注入小室，勿使液体外溢，记录实际加样量。

6. 将小室的两边分别浸入熔化的石蜡内约 0.05cm，迅速取出，石蜡凝固后封闭两边。

7. 将小室置于湿盒，37℃孵育 30～60min，观察结果。

【结果】 肉眼可观察到溶血空斑：边缘整齐的圆形透亮区，显微镜下可见空斑的中央有淋巴细胞。计数每片玻片上的空斑数（每个空斑代表一个 PFC），计算出小鼠全脾中抗体形成细胞的总数。

$$抗体形成细胞 = \frac{脾细胞悬液总毫升数}{注入小室内的脾细胞毫升数} × 玻片上的空斑数$$

【注意事项】

1. 选用纯系小鼠。

2. 补体活性对溶血空斑的形成很关键，补体需要新鲜制备。

3. 小室注入液体时不要留有气泡；观察结果时，应注意辨别空斑与气泡的区别，避免将气泡误认为溶血空斑。

二、B 淋巴细胞膜表面免疫球蛋白（SmIg）的检查——直接免疫荧光法

【目的】 理解 B 淋巴细胞膜表面免疫球蛋白（SmIg）检查的原理。

【原理】 SmIg 是 B 细胞的抗原识别受体，也是 B 细胞特异的表面标志，用直接免疫荧光法可检查出 SmIg。用荧光素标记的抗 Ig 抗体，在一定条件下与淋巴细胞混合，荧光素标记的抗 Ig 抗体可以与 B 细胞表面的 Ig 结合，在荧光显微镜下观察可见 B 细胞膜上出现荧光。此方法可用来鉴定 B 淋巴细胞。

【材料】 ICR 小鼠、异硫氰酸荧光素（FITC）标记的兔抗小鼠 Ig 抗体、pH7.4（内含 0.1%NaN$_3$）Hank's 液、台式离心机、离心管、吸管、移液管等。

【方法】

1. 采用颈椎脱臼法处死小鼠，解剖取出脾脏放入盛有 6ml Hank's 液的平皿中，用 100 目钢网研磨，混匀。从中吸取 1 ml 细胞悬液放入一试管中，加满 Hank's 液，离心 1000rpm，10min，洗涤细胞 1 次。倾去上清，沉积的细胞恢复 1 ml 容积，即为约 $1×10^7$/ml 的细胞悬液。另取一支试管，吸取 $1×10^7$/ml 的细

胞悬液 0.4 ml 加 Hank's 液 3.6 ml，即为 1×10^6/ml 的细胞悬液。

2. 取 2ml 离心管两个，各加入 1×10^6/ml 的细胞悬液 1ml，用台式离心机离心 2000rpm，3min，弃去上清液。一支加入荧光素标记的兔抗鼠 Ig 抗体 100μl，另一支不加抗体作对照，置 4℃冰箱 30min。

3. 取出离心管，用 Hank's 液洗涤细胞 2 次，以去除游离的抗体，最后一次离心后弃去上清液，留少许回流液，混匀，滴片，用荧光显微镜观察。

【结果】 荧光显微镜观察，落射激发光下 SmIg 阳性细胞可见环状或斑点状荧光。用钨丝灯光源透射光照明计数同一视野内淋巴细胞总数，共计数 200 个淋巴细胞，算出其中 SmIg 阳性细胞的百分数。

【注意事项】 在滴片前要彻底去除游离的抗体，以避免假阳性结果。

【实验报告】

1. 绘图记录中性粒细胞和巨噬细胞吞噬实验的结果。

2. 不同方法淋巴细胞转化试验结果记录并分析各自优缺点，记录 CTL 杀伤功能检测结果。

3. 记录 B 淋巴细胞膜表面 SmIg 检查结果。

（史　震）

第九节　抗体的制备

抗体的生物学作用使其在疾病的诊断、免疫学预防和治疗及基础研究中发挥着重要作用，人们对抗体的需求也随之增大。人工制备抗体是大量获得抗体的有效途径。以特异性抗原免疫动物，制备相应的抗血清，是早年人工制备抗体的主要方法。1975 年，Köhler 和 Milstein 建立的单克隆抗体技术，使得规模化制备高特异性、均一性抗体成为可能。本节主要介绍这两种抗体制备技术。

实验一　多克隆抗体制备和鉴定

将抗原注射入实验动物体内，不同的抗原表位会诱导特异性 B 淋巴细胞分化成浆细胞，产生不同类型的抗体，因此，存在于动物血清中的抗体是针对不同抗原表位抗体的总和，称为多克隆抗体。多克隆抗体中不同的抗体分子可以以不同的亲和力与抗原分子的不同表位特异性结合。

【问题·思考】
　　如何获得高效价的抗体？在实验过程中，可以从哪些方面改进和优化？

【目的】 学习抗原制备方法、动物免疫过程及抗体的鉴定。

【原理】 抗原进入敏感动物体内后，可刺激淋巴细胞大量增殖。通常初次免疫应答往往比较弱，而同种抗原再次注射而产生的二次免疫应答，其抗体的生成速度明显增加并且保留时间延长；三次或以后的抗原注射所产生的应答和二次应答结果相似，抗体的效价明显增加并且血清中抗体的种类和性质也发生了改变，这种改变被称为免疫应答的成熟。通常在抗原注射 4～6w 后会产生具有高亲和力的抗体（图 1-9-1）。

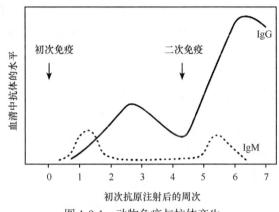

图 1-9-1　动物免疫与抗体产生

【材料】

1. 动物　成年兔。

2. 试剂　生理盐水、弗氏完全佐剂、弗氏不完全佐剂、琼脂粉等。

3. 器材　剪刀、弯头眼科手术镊子、直头眼科手术剪，手术刀架，手术刀片，注射器，兔子固定架、灭菌三角烧瓶或平板、弯头止血钳、直头止血钳，手术缝合线，塑料放血管，动脉夹、纱布、打孔器、移液器等。

【方法】

1. 抗原的制备　抗原制备的主要目的在于刺激免疫动物产生最强、最适当的抗体。在注射前通常对抗原进行分离和纯化，以便有利于抗体的产生。

2. 免疫前采血　通过兔耳缘静脉采血 1～5ml，置 37℃ 1h 后，4℃ 放置过夜，4℃，5000g 离心 5min，收集上清液 4℃ 保存。

3. 注射抗原

（1）在 1ml 抗原中加入 1ml 弗氏完全佐剂，剧烈震荡使之充分乳化。在兔子的 4 个不同的部位进行皮内注射，每处注射量约 500μl 抗原溶液。

（2）间隔 2w 加强免疫，并在注射后的 7～10d 按照步骤 2 收集血液。将收集的血液与注射前收集的血液进行比较，检查是否有抗体产生。待确定产生抗体后可大量收集血液。

4. 收集血液　收集血液采用颈动脉放血法，具体操作如下：

（1）家兔仰卧于兔架上固定头部及四肢，暴露颈部，剃毛并消毒皮肤。

（2）沿颈部中线用手术刀切开皮肤约 10cm，分离皮下结缔组织，直至暴露出气管两侧的胸锁乳突肌。

（3）用直头止血钳分离胸锁乳突肌与气管间的颈三角区疏松组织，暴露出颈总动脉后，用弯头眼科镊钝性分离，剥离神经和结缔组织。

（4）于颈动脉下套入两根缝合线，分别置于远心及近心端。结扎远心端的丝线，近心端的动脉用动脉夹夹住。

（5）用直头眼科手术剪在两根线间的动脉壁上剪一小口（朝向进心端，切勿剪断），插入塑料放血管。再将近心端的丝线结扎固定于放血管上，以防放血管滑脱。

（6）松开止血钳，使血液流入三角烧瓶中。一般一只家兔可放血 100~120ml。

5. 分离血清 离心管收集血液，37℃放置 1h，4℃过夜，4℃、5000g 离心 5min。收集上清液即为抗血清，在血清中加入 NaN_3 至终浓度 0.02%，分装后 −20℃保存。

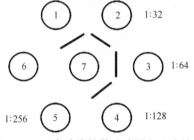

图 1-9-2 双向琼脂扩散试验测定血清效价

6. 抗体检测 本实验采用双向琼脂扩散实验检测抗体的效价。如图 1-9-2，于中央孔 7 孔加入抗原，分别在周围的第 1 孔加入已知阳性对照血清，第 6 孔加入阴性对照。将待测血清进行倍比稀释后，分别加入第 2、3、4、5 孔。此实验结果显示待测血清的效价为 1：128。

【结果】 根据双向琼脂扩散试验结果记录抗体效价。

【注意事项】

1. 注意抗原和佐剂应充分乳化。

2. 如果血清效价不高，可能是抗原的免疫原性不强，需要加强免疫。

实验二 单克隆抗体的制备和鉴定

将小鼠骨髓瘤细胞与小鼠脾细胞进行融合，形成的杂交瘤细胞既可产生抗体，又可无性繁殖，从而创立了单克隆抗体杂交瘤技术。可以用于高特异性抗体的大量制备。

【问题·思考】
1. 如果使用单克隆抗体治疗肿瘤，你认为哪些分子可以作为靶向抗原？
2. 单克隆抗体在临床应用过程中可能的弊端有哪些？

【目的】 学习单克隆抗体制备和鉴定的原理和步骤。

【原理】 单克隆抗体是由一个抗体产生细胞与一个骨髓瘤细胞融合而形成的杂交瘤细胞经无性繁殖而来的细胞群所产生的，其产生的免疫球蛋白属同一类型。由于单克隆抗体是针对单一抗原表位，因此具有高度的特异性。

【材料】

1. 动物 BALB/c 小鼠。

2. 试剂 纯化抗原、弗氏完全佐剂、DMEM 培养基、小牛血清、青霉素、链霉素、HAT 培养基、HT 培养基、生理盐水等。

3. 器材 细胞培养板、试管、吸管、离心管、剪刀、镊子、注射器、可调加样器、离心机等。

【方法】

1. 动物的选择与免疫

（1）动物的选择：多选用纯种 BALB/c 小鼠。

（2）免疫方案：对于免疫原性较弱的抗原，纯化后可以使用佐剂提高抗原的免疫原性。初次免疫使用抗原 1~50μg 皮内多点注射，间隔 2w 加强免疫，剂量同上。三次免疫后 2~3w 静脉注射加强免疫。3d 后取脾融合。

2. 细胞融合及阳性克隆筛选 将骨髓瘤细胞与免疫的小鼠脾细胞进行融合，在含有次黄嘌呤（H）、氨基蝶呤（A）和胸腺嘧啶核苷（T）的培养基（HAT）中生长培养。未融合的正常脾细胞和不能在培养基中长期存活，而未融合的骨髓瘤细胞不能在 HAT 培养基中存活，只有骨髓瘤细胞与脾细胞形成的杂交瘤细胞能够在 HAT 培养基中存活下来。最终得到了分泌特异性抗体的克隆化杂交瘤细胞系。用这些细胞系注射小鼠后能形成杂交瘤，生长杂交瘤的小鼠血清和腹水中含有大量同质的抗体，即单克隆抗体。

（1）饲养细胞：饲养细胞可以促进组织细胞的生长繁殖，一般选用与免疫小鼠相同品系的小鼠腹腔巨噬细胞作为饲养细胞。BALB/c 小鼠脱颈处死后，75%酒精浸泡 5min，用无菌剪刀剪开皮肤，暴露腹膜。用无菌注射器注入预冷的培养液反复冲洗，吸出冲洗液放入离心管中，1500rpm 离心 5min。用培养液混悬，调整细胞数至 $2×10^5$/ml。加入 96 孔板，100μl/孔。放入 37℃，5%CO$_2$ 培养箱培养。

（2）制备免疫脾细胞：将最后一次加强免疫 3d 后的小鼠脱颈处死。无菌取脾脏，培养液洗一次漂洗后，研碎脾脏，不锈钢筛网过滤后，1500rpm 离心 5min，细胞用培养液洗涤 2 次后，细胞计数，备用。

（3）制备骨髓瘤细胞：取对数生长骨髓瘤细胞，1500rpm 离心 5min，细胞计数，备用。

（4）融合

1）将骨髓瘤细胞与脾细胞按 1∶5 的比例混合，1500rpm 离心 5min，弃上清。

2）将上述细胞置于 37℃水浴中，在 60s 内加入 37℃预温的 1ml 50%聚乙二醇（PEG）溶液，静置 40s。

3）加 37℃预温的不完全培养液以终止 PEG 作用。

4）1000rpm 离心 5min 后弃上清，用 HAT 选择培养液重悬。

5）将上述细胞，加到已有饲养细胞层的 96 孔板内，每孔加 100μl。置

37℃，5%CO_2 培养箱中培养。

（5）阳性克隆筛选：HAT 选择杂交瘤细胞。用 HAT 选择培养 3～4d 后杂交瘤细胞形成小集落，维持 2w 后，改用一般培养液。

3. 抗体检测　检测抗体的方法应根据抗原的性质、抗体的类型不同，选择不同的筛选方法，ELISA 可用于可溶性抗原、细胞和病毒等单克隆抗体的检测，免疫荧光试验适合于细胞表面抗原的单克隆抗体检测。

4. 杂交瘤的克隆化　经过 HAT 筛选后的杂交瘤克隆在一个培养孔内可能会有数个细胞克隆，需要克隆化将其分开。最常用的是有限稀释法。

（1）克隆前 1d 制备饲养细胞。

（2）将要克隆的杂交瘤细胞调整为 1～5 个细胞/ml。

（3）取已准备好的饲养细胞层的细胞培养板，每孔加入稀释杂交瘤细胞 100μl。于 37℃，5%CO_2 培养箱中培养。

（4）5～6d 可见细胞克隆形成，确定为单克隆细胞株后，检测抗体活性。

（5）将阳性孔的细胞移至 24 孔板中扩大培养、冻存。

5. 单克隆抗体的鉴定　对制备的单克隆抗体进行系统的鉴定是十分必要的，可以使用 ELISA 进行抗体特异性的鉴定；对单克隆抗体的 Ig 类与亚类的鉴定以及亲和力的鉴定；还可以通过细胞或动物实验进行抗体活性鉴定。

6. 单克隆抗体的生产

（1）实体瘤法：对数生长期的杂交瘤细胞按（1～3）×10^7/ml 接种于小鼠背部皮下，每处注射 0.2ml，共 2～4 点。待肿瘤达到一定大小后则可采血，从血清中获得单克隆抗体。

（2）腹水的制备：选用 BALB/c 小鼠，腹腔注射 0.5ml 液体石蜡，1～2 周后腹腔注射 2×10^6 个杂交瘤细胞，接种细胞 7～10d 后可产生腹水。处死小鼠，采集腹水，1500rpm 离心 5min，收集上清。

【注意事项】

1. 细胞计数要准确。

2. 融合过程中如果接种细胞过少、骨髓瘤细胞状态不好、加 PEG 时间过长等都可以导致不能形成融合克隆。提高细胞融合率、血清效价，可以提高阳性克隆的检出。

【实验报告】

1. 简述多克隆抗体制备及鉴定流程。

2. 比较多克隆抗体和单克隆抗体的优缺点。

（尤红娟）

第二章 病原生物感染及免疫相关的动物模型制备

第一节 艰难梭菌性肠炎模型

由于抗生素不合理使用，抗生素相关性肠炎的发病逐渐增多，由艰难梭菌引起的抗生素相关性肠炎又称之为艰难梭菌性肠炎。艰难梭菌是一种条件致病菌，为革兰阳性厌氧杆菌，易产生耐药性，毒素 A 和毒素 B 是其主要致病物质。艰难梭菌性肠炎发病机制的研究以及防治策略的优化是科研工作者和医务工作者关注的焦点之一。

【问题·思考】
1. 为什么大量抗生素的使用会引起一些机会致病菌，如艰难梭菌的增殖？
2. 艰难梭菌是否会出现在健康人的粪便中？
3. 是否可以通过恢复肠道菌群（辅助）治疗艰难梭菌性腹泻？如何恢复？

【目的】
1. 学习艰难梭菌性腹泻的诱发因素。
2. 认识艰难梭菌性腹泻的发病机制和特点。

【材料】
1. **动物** 健康 8 周龄 C57BL/6 小鼠。
2. **菌种** 产毒艰难梭菌（*Clostridium difficile* VPI 10463）。
3. **试剂** 万古霉素、黏菌素、庆大霉素、甲硝唑、克林霉素、CCFA（头孢甲氧噻吩-环丝氨酸-果糖琼脂）心脑浸出液琼脂、肉汤培养基（BHI）、磷酸盐缓冲液、细菌小量基因组抽提试剂盒、ProSpecT 艰难梭菌毒素 A/B ELISA 试剂盒等。
4. **器材** 厌氧手套箱、PCR 扩增仪以及电泳仪、试管、吸管、离心管、剪刀、镊子、可调加样器等。

【方法】
1. **艰难梭菌菌液制备** 心脑浸出液培养基（BHI）固体琼脂培养基接种产毒艰难梭菌（*Clostridium difficile* VPI 10463），37℃，厌氧培养 48h，挑取单个菌落接种 BHI 液体培养基复苏 24h，取细菌培养物 1%比例传代接种液体培养基，培养 24h，收集细菌培养物沉淀，PBS 制备菌体悬液，涂布 BHI 固体培养基，进行菌落计数。灌胃前根据需要 1∶10 系列稀释制备 $2×10^5$ 菌悬液。
2. **模型建立** 小鼠造模前适应性喂养 2~3d，分组后分笼喂养。感染前 6d，用含 4.5mg 万古霉素、4.2U 黏菌素和 3.5mg 庆大霉素和 21.5mg 甲硝唑的饮用水饲喂 3d。感染前一天每只小鼠腹腔内注射克林霉素（32mg/kg）。克林霉素注射 24h 后，每只小鼠单次灌胃 $1×10^5$ 艰难梭菌，健康对照组给予无菌 BHI 液体培养基 0.5ml 单次灌胃。

【结果】

模型评价指标和方法

（1）一般情况观察及临床评分：每日称量小鼠体重，每日两次观察小鼠状态、是否出现弓背、湿尾或死亡等情况，直至实验动物出现濒死状态或观察至感染第 7d，脱颈处死动物（表 2-1-1）。

表 2-1-1 艰难梭菌感染小鼠临床指标评分

类别	分数			
	0	1	2	3
活动性	正常	警觉、缓慢活动	嗜睡、发抖	无刺激情况下无活动
姿势	正常	背部偏斜	弓背	弓背、俯冲
皮毛	正常	耸毛	皮毛粗糙	卷毛
腹泻	正常	软便、无色、微黄色便	湿尾、黏液（有或无血样便）	液体、无粪便
眼睛/鼻子	正常	斜视、半睁	斜视/分泌物	闭眼/分泌物

注：临床评分=所有指标打分的总和。总分=15。正常=0；最终死亡=15。

（2）病理观察：观察终点处死动物，取盲肠和结肠，PBS 冲洗肠内容物，4%甲醛固定，HE 染色，对病理切片进行检测和评分。分别从如下几个方面进行病理检测和打分：炎性细胞浸润、黏膜厚度、血管充血、肠道上皮中断和黏膜下水肿情况。根据上述几个方面进行评分（1～3 分）："0 分"为"无"，"1 分"为"轻度"，"2 分"为"中度"，"3 分"为"重度"，各项相加为总分。

（3）粪便或肠内容物检测

1）菌株鉴定：取观察终点实验动物肠内容物，艰难梭菌选择性培养基 CCFA 分离培养，提取菌株基因组，PCR 扩增 16s rDNA 序列，对纯化菌株进行 16s rDNA 鉴定，验证是否为实验菌株。PCR 引物 27f：AGA GTT TGA TCC TGG CTC AG；1492r：TAC GGC TAC CTT GTT ACG ACT T 扩增条件：95℃预变性 10min，95℃变性 30sec，57℃退火 40sec，72℃延伸 90sec 共 35 个循环。

2）毒素检测：取实验动物粪便或肠道内容物，制备粪便或内容物悬液，3000rpm 离心 20min，收集上清。按照 ELISA 试剂盒说明书检测上清中毒素 A/B 的含量。

【注意事项】

1. 注意艰难梭菌相关废弃物的无害化处理。

2. 配制含抗生素的固体培养基时，要将培养基适度冷却后加入抗生素摇匀制作固体平板，谨防抗生素失效。

3. 灌胃时保持小鼠的头、颈部成一直线，灌胃针从口角轻柔进入，防止小鼠食道损伤。

【参考文献】

1. Y Li，RA Figler，G Kolling，et al. 2012. Adenosine A2A receptor activation reduces recurrence and mortality from Clostridium difficile infection in mice following vancomycin treatment. BMC Infect Dis，12：342.

2. SW Pawlowski，G Calabrese，GL Kolling，et al. 2011. Murine model of Clostridium difficile infection with aged gnotobiotic C57BL/6 mice and a BI/NAPI strain. J Infect Dis，202（11）:1708-1812.

【实验报告】

1. 记录艰难梭菌感染小鼠的临床症状并分析。

2. 试述大量抗生素的使用对本模型建立的作用及意义。

（韦艳霞）

第二节　结核杆菌感染动物模型

结核病是由结核分枝杆菌感染引起、全世界范围内高发、难治的呼吸道传染病。动物模型有助于研究其发病机制、治疗手段及宿主对结核菌的免疫病理学反应。由于不同种类动物对结核分枝杆菌的敏感性不同，多选用豚鼠、小鼠、兔等制备结核杆菌感染模型。

【问题·思考】

1. 用结核菌素蛋白进行皮试统计感染率的原理是什么？

2. 结核分枝杆菌的生物学特性有哪些？

【材料】

1. 动物　16 只 350～400g 的健康豚鼠。

2. 菌株　结核分枝杆菌标准菌液。

3. 试剂　生理盐水、罗氏培养基。

4. 器材　1ml 注射器、酒精棉球、研磨器、剪刀、镊子等。

【方法】

1. 随机取出 8 只豚鼠感染结核杆菌制备模型。取出菌液，室温融化后，用生理盐水稀释为 0.01mg/ml。豚鼠右腹股沟局部皮肤用酒精棉球消毒后皮下注射菌液 0.5ml。

2. 其余豚鼠同法注射生理盐水，作为对照组。

【结果】

1. 发病率　分别于感染后第 2w、3w、4w、6w，用 0.5μg 的重组结核菌素蛋白对豚鼠进行皮试，观察和记录注射后 24h 局部硬结的纵径与横径，平均硬结反应（纵径与横径相加除以 2）不小于 5mm 判为阳性，小于 5mm 判为阴性，统计感染率。

2. 组织观察　分别于感染后第 2w、3w、4w、6w，观察豚鼠腹股沟淋巴结肿大情况，肝、脾、肺、肾等脏器是否有灰白色结节并进行病变指数评分。

3. 脾、肺活菌分离　剪取 1/2 的脾脏或肺置于研磨器中，加入 3ml 生理盐水研磨均匀。按 0.5ml 脾或肺菌悬液 : 4.5ml 无菌生理盐水的比例进行稀释，根据脏器病变程度接种不同的稀释度，每个稀释度接种改良罗氏培养基 2 支，0.1ml/支，37℃培养，4w 后进行菌落计数。

【注意事项】

1. 注意结核杆菌相关废弃物的无害化处理。

2. 皮试时可在注射部位观察到皮丘，以此明确是否为皮内注射。

【参考文献】

1. N Zalewska-Schönthaler，E Augustynowicz-Kopeć，Z Zwolska-Kwiek. 1994. Diagnosis of mycobacterium tuberculosis infection by Guinea pig inoculation[J]. Tubercle & Lung Disease，75：31.

2. SS Kashino，DR Napolitano，Z Skobe, et al. 2008.Guinea pig model of Mycobacterium tuberculosis latent/dormant infection[J]. Microbes & Infection，10（14-15）：1469-1476.

【实验报告】　记录实验步骤，统计模型组豚鼠的发病率并记录感染组织病变情况，实验分析及总结。

（秦苏萍）

第三节　豚鼠过敏性休克模型

过敏性休克是由于变应原再次进入致敏机体，机体在数秒至数分钟内发生急性周围循环灌注不足而引起多器官功能衰竭的全身性速发型超敏反应。过敏性休克发病急剧，病死率较高，极易引起医疗纠纷等问题。通过设立过敏性休克动物模型实验，可以提高学生对该种疾病的感性认识以及掌握其发病机制和防治原则。较常见的动物模型为是豚鼠过敏性休克模型。

【问题·思考】

1. 超敏反应有几型？发病机制分别为什么？

2. 豚鼠过敏性休克该如何防治？

【材料】

1. 动物　350～400g 健康豚鼠。

2. 试剂　1∶20 鸡蛋清、兔血清、生理盐水等。

3. 器材　2ml 无菌注射器、剪刀、镊子等。

【方法】

1. 取 250g 健康豚鼠 4 只，以红黄兰紫为标记，其中前三者皮内注射 1∶20 鸡蛋清 0.1ml，使其致敏。紫色标记豚鼠皮内注射生理盐水 0.1ml，为正常对照。

2. 2～3w 后，分别作如下处理

（1）红色标记豚鼠心腔注入 1∶20 鸡蛋清 2ml，观察豚鼠症状。

（2）黄色标记豚鼠心腔注入兔血清 2ml，观察豚鼠症状。

（3）实验前一天给兰色标记豚鼠每隔半小时皮下注射 1∶20 鸡蛋清 0.1ml、0.2ml、0.3ml、0.4ml，使豚鼠脱敏。实验时同样心腔注入 1∶20 鸡蛋清 2ml，观察豚鼠症状。

（4）紫色标记豚鼠心腔注入 1∶20 鸡蛋清 2ml，观察豚鼠症状。

【结果】

1. 红色标记豚鼠心腔注入鸡蛋清后，可见其兴奋不安、抓鼻、耸毛、打喷嚏等继而呼吸困难痉跳，大小便失禁，倒地死亡。解剖死亡豚鼠，可见肺脏极度气肿。

2. 黄色标记豚鼠心腔注入兔血清后，不显示任何症状。

3. 蓝色标记豚鼠脱敏后心腔注入鸡蛋清，不显示任何症状。

4. 紫色标记豚鼠心腔注入鸡蛋清后，不显示任何症状。

【注意事项】

1. 为保证致敏效果，致敏时应确保是皮内注射，且注射足量的鸡蛋清。

2. 豚鼠心腔注射时，在体表触摸心跳最明显处进针，注射器在心室内可见有回血时，再注入试剂。

【参考文献】

1. J Wolfram，RL Zwemer. 1935. Cortin protection against anaph-ylactic shock in guinea pigs. Journal of Experimental Medicine，61（1）：9-15.

2. L Farmer. 1948. Experiments on histamine refractoriness histamine pretreatment in eggwhite-sensitized guinea pigs. Journal of Allergy，19（6）：361-364.

【实验报告】　记录实验结果并分析总结。

（秦苏萍）

第四节　类风湿关节炎大鼠模型

类风湿关节炎（rheumatoid arthritis，RA）是一种慢性、系统性自身免疫性疾病，发病机制仍未完全明确。建立动物模型是研究 RA 发病机制及筛选治疗药物的必要条件。胶原诱导的关节炎（collagen induced arthritis，CIA）模型因其临床表现、病理和免疫学等方面与 RA 类似，是研究 RA 较理想的实验模型。

【问题·思考】
1. 类风湿性关节炎发病机制及临床表现如何？
2. 如何防治类风湿性关节炎？

【材料】
1. 动物 200～250g 正常健康雌性 SD 大鼠。
2. 试剂 2mg/ml 牛 II 型胶原蛋白、弗氏完全佐剂、酒精棉球等。
3. 器材 5ml 玻璃注射器、1ml 注射器、输液用三通阀、游标卡尺等。

【方法】
1. 胶原蛋白的乳化 取两个 5ml 玻璃注射器分别吸取等量的 II 型胶原蛋白和完全弗氏佐剂，用三通阀连接注射器，置冰上来回推动注射器使胶原蛋白与佐剂混合。滴一滴混合液在水面上，若长时间不散开，即乳化完全。

2. 免疫大鼠 剪去大鼠尾根毛发，并用酒精棉球消毒，取乳化好的胶原，按 0.1mg/只于多点处注射，10d 后相同剂量加强免疫 1 次。对照组大鼠同法注射相同剂量的佐剂。

【结果】
1. 大鼠的一般情况 初次免疫后，每日观察大鼠的精神状态、毛色、饮食、活动、行走步态等情况。模型组大鼠逐渐出现关节炎症状，同时伴有食欲下降、体形消瘦、运动迟缓、活动量减少、精神萎靡、皮毛黯淡无光泽等症状。正常大鼠皮毛光滑、活泼好动、生长迅速。

2. 大鼠体重 初次免疫当日测量大鼠的体重，并以此为基础体重。初次免疫后 1w、2w、3w、4w、5w、6w 各测量体重一次。模型组大鼠随着关节炎症状出现体重开始下降，且病情重的大鼠体重下降明显。进而病程进入慢性期，急性炎症消退，体重开始回升。正常大鼠体重增长较快。

3. 大鼠踝关节直径 初次免疫当日测量大鼠双侧踝关节前后及左右直径，每只大鼠每次连续测量三次取平均数，初次免疫后 1w、2w、3w、4w、5w、6w 各测量一次。加强免疫后模型大鼠关节逐渐肿胀，3w 左右为急性炎症期，肿胀明显。随后病程进入慢性炎症期，关节红肿逐渐消退但伴随关节强直、畸形。正常大鼠踝关节直径无明显变化。

4. 关节炎指数评分 初次免疫后 1w、2w、3w、4w、5w、6w 各评分 1 次。评分标准：见下表。每只大鼠的关节炎指数评分为四肢关节之和，最大分值为 16 分。加强免疫后，模型组大鼠双后肢可见明显肿胀，部分大鼠四肢皆受累，关节炎指数明显上升。正常大鼠关节炎指数评分均为 0 分（表 2-4-1）。

表 2-4-1　关节炎指数评分

评分说明	评分
关节无红肿	0
关节轻度肿胀并局限于跗骨关节或踝关节	1
关节轻度肿胀并累及跗骨关节至踝关节	2
关节中度肿胀累及跖骨关节至踝关节	3
关节严重肿胀累及整足至踝关节	4

5. 关节病理变化　初次免疫后 1w、2w、3w、4w、5w、6w 进行关节影像学检查并取关节样本 HE 染色观察。活体影像学检查显示模型组大鼠多个关节周围骨质疏松，局部出现骨质缺失，正常组大鼠关节骨质结构完整。取大鼠关节固定、脱钙、脱水后石蜡包埋，切片 HE 染色显示模型组滑膜组织异常增生并浸润至关节软骨，正常大鼠关节面结构完整。

【注意事项】

1. 胶原为可溶性蛋白，需用佐剂增加其免疫性。将胶原与佐剂混合时应达到油包水的状态，将混合物滴进水中，如果久久不散即为乳化好的胶原。

2. 关节样本需脱钙处理才能进行石蜡包埋，脱钙时关节变得柔韧或用注射器能轻易插入即表示脱钙完全，同时亦避免脱钙过度。

【参考文献】

1. C González，P Abello，R Cepeda，et al. 2007. Inflammation，synovial angiogenesis and chondroid apoptosis in the evolution of type II collagen -induced arthritis. EurCytokine Netw，18（3）：127-135.

2. R Holmdahl，M Andersson，TJ Goldschmidt，et al. 2010. Type II collagen autoimmunity in animals and provocations leading to arthritis. Immunological Reviews，118（1）：193-232.

【实验报告】　记录实验步骤，统计模型组大鼠的发病率并记录组织病变情况，实验分析及总结。

（秦苏萍）

第五节　疟原虫感染动物模型

疟疾是一种由疟原虫感染所致的蚊媒传播疾病，在世界范围内广泛流行。疟原虫生活史复杂，包括无性生殖和有性生殖阶段。有性生殖阶段在蚊体内进行，无性生殖阶段在其宿主人或鼠体内完成。制备鼠疟原虫模型，有助于学习疟原虫红细胞内期的虫体形态和疟疾的实验诊断。

【问题·思考】

　1. 伯氏疟原虫感染的小鼠外周血能看到哪些虫期，其鉴别要点是什么？

　2. 疟疾的诊断方法有哪些，各有什么优缺点？

【目的】

1. 认识疟原虫红内期虫体的形态特征。

2. 学习疟原虫的病原学检查方法。

【材料】

1. 动物　健康 8w 龄 BALB/c 小鼠。

2. 虫种　伯氏疟原虫（动物保种法）。

3. 试剂　无菌生理盐水、10%姬氏染液和肝素等。

4. 器材　一次性无菌注射器（1ml、2ml、5ml）、碘伏、棉球、剪刀、镊子、密封袋、水浴箱、载玻片、显微镜等。

【方法】

1. 复苏　从-80℃冰箱取出冻存的伯氏疟原虫感染小鼠，立即放入 40~42℃水浴中，待小鼠皮肤及皮下组织变软，内脏组织仍硬冷时进行解剖。用 2ml 无菌注射器，吸取约 1ml 的无菌生理盐水，进行心脏穿刺，反复抽吸，可见微红色血液。

2. 感染　上述血液经腹腔注射感染 1~2 只小鼠。感染后第 6d 开始，每天从小鼠尾部采血涂片，经 10%姬氏染液染色后，油镜观察疟原虫密度。待小鼠外周血被虫体感染的红细胞密度达到 10%后，摘小鼠眼球取血，与 3ml 的无菌生理盐水（加入肝素抗凝）混匀，给每只小鼠腹腔注射 0.2ml，3~4d 后外周血可以观察到疟原虫的环状体和滋养体。

3. 保种　检查感染小鼠的疟原虫密度，当感染的红细胞密度达到 20%~30%（即每个显微镜视野可见虫体 25~30 个）以上，即可用于保种。将活的感染鼠分装入密封袋，直接冻入-80℃冰箱即可。

【结果】

1. 一般情况观察　每日观察并记录感染前后小鼠的状态。感染伯氏疟原虫小鼠活动减少，竖毛，发病时体温升高，寒战后期体重减轻。

2. 外周血虫体密度和成熟度检测

（1）外周血薄血膜涂片制备

1）涂片：剪鼠尾，取 1 滴血置于玻片 1/3 与 2/3 交界处，均匀推片，自然干燥。

2）固定：加 1 滴甲醇，覆盖住整个血膜，自然干燥。

3）染色：滴加 10%姬氏染液覆盖全部血膜，室温静置 15~20min。

4）冲洗：用自来水冲去染液，吸水纸吸干。

（2）虫体密度和成熟度观察：将制作完成的薄血膜涂片置于油镜下观察，若在外周血中发现疟原虫，则模型建立成功。感染初期疟原虫的环状体和滋养体较多；感染后期裂殖体增加，适宜保种。

【注意事项】

1. 复苏的初代小鼠外周血虫体密增高缓慢，需要 7～9d 的时间，传代后仅需 2～3d，便可在外周血中观察到虫体。

2. 观察疟原虫的密度时，需选择约十个不同的视野，视野中薄血膜末端红细胞铺成单层的区域，不要选取红细胞叠加的区域，否则计数不准。

3. 保种的疟原虫密度要在 20%～30%，不能低于这个密度，可高于此密度，为了保证其活性，每半年需要复苏 1 次。

【参考文献】

1. JF Trape. 1985，Rapid evaluation of malaria parasite density and standardization of thick smear examination for epidemiological investigations. Trans R Soc Trop Med Hyg，79（2）：181-184.

2. 陈俊，缪军，刘忠湘，等. 2006，恶性疟原虫顶端膜抗原 1 基因转染伯氏疟原虫模型的建立. 第四军医大学学报，27（19），1745-1747.

【实验报告】　写出实验步骤，记录模型组小鼠发病后状态、虫体密度及成熟度，进行实验分析与总结。

（潘智华　刘转转）

第六节　日本血吸虫感染动物模型

日本血吸虫的生活史复杂，多个虫期均可致病。通过建立日本血吸虫感染的小鼠模型，可帮助学生掌握日本血吸虫形态、生活史、致病和临床诊断的基本知识。

【问题·思考】

　1. 为什么日本血吸虫虫卵是主要的致病因素？

　2. 日本血吸虫感染引起的病变肝脏标本有何特点？

【目的】

1. 学习日本血吸虫生活史的过程。

2. 通过对日本血吸虫动物模型的解剖和病变观察，认识血吸虫病的病理变化特点。

3. 比较几种常用的日本血吸虫病临床诊断方法的优缺点。

【材料】

1. 动物　昆明鼠。

2. 虫种　阳性钉螺（感染尾蚴）20～30 只。

3. 试剂　苦味酸、去氯水等。

4. 器材　孵育箱、解剖镜、烧杯、载玻片、盖玻片、计数器、胶带、金属耳、手术剪、镊子等。

【方法】

1. 尾蚴的逸出与计数 将阳性钉螺放入小烧杯（100ml）中，加去氯水至瓶口。为防止钉螺外爬，可将小块窗纱压入水下约 1cm 处。将烧杯置于有光源的孵育箱中，保持水温在 25℃左右，2～3h 后，用金属耳蘸取液面数滴水至盖玻片上，置解剖镜下观察尾蚴并计数，每张玻片上保留约 30 条运动活泼的尾蚴。

2. 动物接种 将小白鼠固定在木板上，腹面朝上，剪除腹部约 1cm×1cm 面积毛发，勿剪破皮肤。用棉签蘸取去氯水湿润去毛处，将计数好尾蚴的盖玻片贴在小鼠裸露的皮肤处，保持 10min。接种完取下盖玻片，用苦味酸标记小鼠后饲养，于感染后 40～45d 解剖。

【结果】

1. 动物模型鉴定 自动物感染 45d 后，开始收集小鼠粪便，进行虫卵检查，发现虫卵后，方可解剖小鼠。

2. 解剖日本血吸虫小鼠模型

（1）分离肠管，找到肠系膜静脉中寄生的虫体，用镊子撕开血管，将成虫挑出，乳白色或黑褐色长约 1cm，多为雌雄合抱状态，在生理盐水中尚可蠕动。

（2）肉眼观察，感染血吸虫的小鼠肝脏表面布满栗粒状结节，白色或浅黄色，此为虫卵肉芽肿，切开肝脏，切面亦可见大量虫卵结节。可用镊子夹取少量肝组织，放在两个载玻片间，轻轻压平，镜下观察虫卵结节。

（3）肉眼观察，小鼠脾脏肿大，有时可见虫卵结节。

【注意事项】

1. 严防实验室感染 接种后所用器具应先用 75%酒精浸泡，再做其他清洁工作，接种过程中若含有尾蚴的水污染桌面或皮肤时，应立即擦干或用酒精擦洗。

2. 固定小鼠时，胶布不要粘的过紧，防止小鼠窒息死亡。

3. 接种尾蚴期间，应保持接种部位湿润，不使盖玻片脱落，冬季应保持室温在 15℃以上。

【参考文献】

1. 吴观陵.2013. 人体寄生虫学（第 4 版）. 北京：人民卫生出版社.
2. 郑葵阳.2017. 医学寄生虫学（第 2 版）. 北京：科学出版社.

【实验报告】 记录实验操作步骤，描述主要病变，实验分析及总结。

（付琳琳）

第七节　华支睾吸虫感染动物模型

华支睾吸虫病是由华支睾吸虫（又称肝吸虫）感染引起的一种重要的食源性人兽共患寄生虫病。华支睾吸虫感染能导致人和动物肝脏与胆囊的组织损伤及功能改变。建立华支睾吸虫感染的动物模型，可帮助学生学习该虫的生活史、感染途径、病理变化以及实验室诊断等基本知识。

【问题·思考】

1. 华支睾吸虫主要的致病机制有哪些？

2. 与其他寄生虫（如日本血吸虫）引起的肝脏病变相比，华支睾吸虫引起的肝脏病变有何特点？

【目的】

1. 认识华支睾吸虫各期虫体的形态特点。

2. 观察华支睾吸虫引起的病变，分析其致病机制。

3. 学习华支睾吸虫虫卵的检查方法。

【材料】

1. 动物 健康的 6～8w 龄雌性 BALB/c 小鼠。

2. 虫种 疫区购买的麦穗鱼（囊蚴感染）。

3. 试剂 苏木素-伊红染色试剂盒、Masson 染色试剂盒、HRP 标记的羊抗鼠 IgG 抗体等。

4. 器材 手术器械、解剖显微镜、石蜡切片机、组织包埋机、酶标仪、移液器、冷冻离心机、CO_2 培养箱等。

【方法】

1. 囊蚴的鉴定与分离

（1）自疫区购买麦穗鱼，用清水洗净。用剪刀挑开鱼背部的鱼皮，剪取黄豆大小鱼肉置于载玻片或玻璃板上，摆放整齐，上面覆盖一块同等大小的载玻片或玻璃板，用力轻压，使鱼肉变薄呈半透明状，置于解剖显微镜下观察。

（2）阳性的麦穗鱼进一步进行囊蚴的分离。用剪刀剪去鱼的背鳍、腹鳍和尾鳍，将鱼的腹部剪开直至尾端，弃去鱼头鱼刺，小心分离鱼肉。洗净的鱼肉加入人工消化液（含 1%胃蛋白酶和 1%盐酸），37℃消化过夜，然后用 60 目筛网滤除残渣。消化物经 3～5 次重复水洗、沉淀后，保存于少量生理盐水中，解剖显微镜下分离华支睾吸虫囊蚴，保存于生理盐水（短期）或阿尔塞弗氏液（长期），置于 4℃备用。

2. 动物感染 取 BALB/c 小鼠 30 只，采用灌胃法感染小鼠，每只小鼠灌入 50 头囊蚴，同时设置健康对照。具体操作如下：左手固定小鼠，右手持灌胃器，将灌胃针从小鼠的右口角插入口中，沿咽后壁慢慢插入食管，灌胃后需检查是否还有囊蚴残留。

3. 病原学检查 感染后 3～4w、收集感染小鼠粪便约 10 粒，用 10%的 NaOH 溶液进行浸泡，捣碎、搅匀，经 100 目尼龙膜去除残渣，反复水洗直至上清液澄清，于镜下进行虫卵检查。

4. 观察肝脏病变及病理 分别在感染后 2w、4w、8w、12w 和 16w 剖杀小鼠，颈椎脱臼法处死小鼠，低温下无菌分离小鼠完整肝脏，肉眼观察小鼠肝脏病变。从小鼠肝脏切取约 5mm×5mm×2mm 大小组织，置 4%多聚甲醛固定 24h，石蜡包埋，2μm 厚度连续切片，HE 染色、Masson 染色后在显微镜下观察肝脏病理学改变，剩余肝脏组织冻存于−80℃冰箱。

5. ELISA 检测血清中华支睾吸虫特异性 IgG 抗体　分别在感染后 2w、4w、8w、12w 和 16w 摘眼球取血，常规制备感染血清。用 10μg/mL 华支睾吸虫虫体抗原（CA）包板，4℃过夜；37℃复温 30min；加入待检血清，37℃孵育 1h；加入辣根过氧化物酶（HRP）标记的 IgG 抗体，37℃孵育 30min，底物反应 10～30min 后，显色，酶标仪测值。

6. 检测感染小鼠肝脏中胶原纤维（羟脯氨酸法）的含量　按照商品化羟脯氨酸检测试剂盒说明书检测小鼠肝脏中羟脯氨酸的含量，分析不同感染时间小鼠肝脏纤维化程度。

【结果】

1. 囊蚴鉴定　在鱼肉压片中，可看到清晰的囊蚴。肝吸虫囊蚴呈椭圆形，壁薄，体积较小，排泄囊呈黑色，集中成一小团。囊内虫体运动活泼。

2. 动物模型鉴定　感染组小鼠逐渐出现毛色灰暗、竖毛、摄食减少、精神萎靡等表现。感染后 3～4w，粪便中可查到肝吸虫卵，虫卵阳性的小鼠进一步解剖。

3. 肝脏病变　随着感染后时间的延长，肉眼可见感染小鼠的肝脏肿大、肝脏表面有灰白色的结节，可挤华支睾吸虫成虫。病理切片可见胆管有不同程度的扩张，胆管上皮细胞增生，管壁增厚、成纤维细胞逐渐增多，胆管周围伴有炎性细胞浸润等。

【注意事项】

1. 剪取鱼肉检查囊蚴，注意不要带有鱼鳞与鱼皮。

2. 灌胃针插入小鼠胃时无阻力，如有阻力或动物挣扎则应退针或将针拔出，以免损伤、穿破食管或误入气管。

3. 小鼠粪便的处理要严格按照国家标准进行无公害处理。

【实验报告】　记录主要实验操作步骤，并对实验结果进行分析及总结。观察并记录小鼠粪便中最早检查到虫卵的时间，小鼠肝脏的病理改变以及小鼠血清中特异性 IgG 抗体的变化趋势。

【参考文献】

1. 刘宜升，陈明，余新炳. 2012. 华支睾吸虫的生物学和华支睾吸虫病防治（第 2 版）. 北京：科学出版社.

2. MH Uddin，S Li. 2012. Strain variation in the susceptibility and immune response to clonorchis sinensis infection in mice.Parasitol Int，61（1）：118-123.

3. 付琳琳，李妍，刘宜升，等. 2008. 华支睾吸虫感染小鼠模型的建立及比较. 中国病原生物学杂志，（1）：46-48.

（颜　超　郑葵阳）

第八节　旋毛虫感染模型

旋毛虫病是由旋毛形线虫感染引起的一种严重食源性人兽共患寄生虫病。人和其他哺乳动物因生食或半生食含囊包的肉类而感染，引起发热、肌痛、水肿和血嗜酸粒细胞增多等症状。本模型可用于研究旋毛虫病的致病机制、免疫学特征、诊断以及防治的研究。

【问题·思考】
　　结合旋毛虫生活史，简述旋毛虫病流行特点及预防措施有哪些？

【目的】
1. 认识旋毛虫囊包的形态特征。

2. 学习旋毛虫的生活史、感染途径和方式、致病以及实验室诊断等基本知识。

【材料】
1. 动物　健康昆明小鼠（体重 20～25g）。

2. 试剂　人工消化液、HRP 标记的羊抗鼠 IgG 等。

3. 器材　鼠类的灌胃器、手术器械、光学显微镜、石蜡切片机、组织包埋机、酶标仪、PCR 仪、可调移液器、冷冻离心机、CO_2 培养箱等。

【方法】
1. 旋毛虫幼虫收集　灌胃法感染旋毛虫（300 条/只）小鼠，感染后 42d 颈椎脱臼处死小鼠，剥皮剔除内脏、脂肪四肢末端以及头前端。取一小块膈肌压片镜检，观察有无虫体感染并计算虫体密度。将有虫体感染的小鼠称重，将胴体（即剥皮、剔除内脏和脂肪后的全身肌肉）用人工消化液[0.1%胃蛋白酶（活性为 1∶30000），0.7% HCl，0.85% NaCl]消化，肌肉与消化液之比为 1g∶10ml。消化后按改良贝氏法收集旋毛虫肌幼虫，生理盐水反复洗涤后镜检计数。

2. 动物感染　采用灌胃法感染小鼠，每只小鼠灌入 20 只幼虫。

3. 病原学检查　于感染后第 6w 解剖小鼠，检查小鼠感染旋毛虫的情况。具体操作如下：用剪刀顺着肌肉纤维方向将膈肌剪成麦粒大小的肉泥，依序置于清洁载玻片上并排成 2 排，每行约 6 粒。然后取另一清洁载玻片盖放在肉粒的载玻片上，用力适度捏住两端轻轻加压，把肉粒压成很薄的薄片，以能通过肉片标本看清下面报纸的小字为标准。压片标本置于低倍镜（4×10）下，从压片一端的第一肉片开始，顺肌纤维依次检查。

4. 组织病理学观察　旋毛虫感染后第 1w、3w、5w、7w、9w 处死小鼠，解剖取其膈肌、舌肌、咬肌、肋间肌、前腿肌、腹肌和后腿肌，放入 10%中性福尔马林中固定，石蜡包埋，连续切片，厚度为 3～5μm。切片用苏木精—伊红染色，镜检观察，并拍照。

5. 制备排泄分泌/抗原 将新收集的旋毛虫肌幼虫用 Hanks's 平衡盐溶液彻底清洗，然后计算虫数。按每毫升 l640 培养液（不加血清）中约加入 5000 条幼虫准备所需的培养液，将幼虫均匀加入准备好的培养液中，再在培养基中加入青霉素和链霉素（各 100U/ml）。然后将培养皿放入 37℃、5%CO_2 培养箱中培养 18～20h。收集培养液，4℃，2000rpm 离心 5min，取上清即为旋毛虫排泄/分泌抗原。

6. ELISA 检测小鼠血清旋毛虫特异性 IgG 抗体 旋毛虫感染后第 1w、3w、5w、7w、9w 摘眼球取血，37℃孵育 2～3h 后，3500rpm 离心，获得感染血清。按 ELISA 的常规操作进行检测，使用上述排泄/分泌抗原包被酶标板，37℃恒温箱孵育 2h 或 4℃过夜。一抗为被检的小鼠血清，二抗为 HRP 标记的羊抗鼠 IgG。加入底物液后显色，酶标仪测得值波长 450nm 的光密度值（OD 值）。肉眼观察阴性孔为无色，阳性孔颜色明显加深。酶标仪检测以待测样本 OD 值/阴性对照平均 OD 值大于 2.1 为阳性。

【结果】

1. 旋毛虫幼虫的鉴定 在肌肉压片中，可看到囊包，沿肌纤维分布，囊内有 1～2 条卷曲的幼虫。

2. 血清抗体水平 旋毛虫感染小鼠通常于感染后 3w 即可在血清中检测到抗体。

3. 肌肉病理改变 包裹囊包的肌纤维膨大肿胀、排列紊乱、横纹消失、逐渐出现透明变性、肌膜被破坏，虫体周围可见炎性细胞浸润，以嗜酸性粒细胞为主，肌纤维间质有不同程度的水肿和炎性细胞浸润。

【注意事项】

1. 镜检时注意光线的强弱及检查速度。

2. 实验后动物尸体、解剖器械的处理要严格按照国家标准进行无公害处理。

【实验报告】

1. 记录主要实验操作步骤，对实验结果进行分析与总结。

2. 观察并记录旋毛虫囊包在不同肌肉部位的分布并绘制旋毛虫囊包图。

3. 小鼠血清中抗体水平和感染小鼠的肌肉病理变化（如：有无肌纤维变性和肌浆溶解，幼虫周围是否出现大量炎细胞浸润，囊包是否从两端开始钙化等）。

【参考文献】

1. 崔晶，王洁，王中全，等. 2008.旋毛虫对昆明小鼠最小感染剂量的实验研究. 中国寄生虫学与寄生虫病杂志，26（1）：73-74.

2. 王中全，崔晶，晋雪香. 1993. 旋毛虫幼虫收集方法的探讨. 河南医学研究，2（1）：65-66.

3. 朱兴全. 1993.旋毛虫病. 郑州：河南科学技术出版社.

（颜　超　郑葵阳）

第三章　创新性实验

以临床案例为载体，锻炼学生运用有关基础理论知识和实验方法对临床疾病的病因、发病机制、诊断、防治等方面进行思考，培养学生发现问题、分析问题以及解决问题的能力，并通过周密的实验方案实施，培养学生科研思维能力，独立设计能力，动手操作能力，以及撰写科技论文的能力等。

【实验设计原则】　五性原则，即：完整性、科学性、可行性、创新性、实用性。

【实验设计内容】

1. 立题（课题名称）

（1）要求：简捷、鲜明、确切、具体、新颖。一般不超过 25 字。不能加标点符号。

（2）构成要素：研究对象、目的和意义。

2. 立项依据　选题有依据，有创新性和先进性。

基于临床案例素材，找出关键词，通过查阅国内外研究现状，进行分析，找出案例中涉及的问题，并确定解决问题的策略和方法。

3. 选择实验对象、器材及药品。

4. 确定实验方法和观察指标，设计技术路线。

5. 明确详细的实验方案并实施。

6. 实验结果分析讨论　随时结果记录，可采用描述、数字、表格、波形、图形、照片等形式，并针对结果进行分析。

7. 总结并得出结论。

8. 参考文献。

【实验考核】

1. 书写实验计划，并进行开题报告，明确实验方案并实施。

2. 采用老师评分、学生互评及自评的方式综合测评学生能力。

【临床案例】

案例一

某校二年级小学生于某日傍晚有 40 余人集体发病。基本情况是当日午餐后 6~8 小时，相继出现恶心、呕吐、腹绞痛、腹泻。腹泻次数从数次至数十次不等，大便多为水便、量大、粪质少，部分人有黏液或脓性便。大部分病童有发热、畏寒，少数人无发热，只有稀便。白细胞数均为正常，经常规治疗 3 天后均恢复正常并到校上课。

案例二

患者，男，24 岁，有一同性伴侣 3 年。最近半年疲倦，持久性腹泻，体重明显减轻，持续淋巴结肿大、盗汗和多汗，近 2 周出现全身肌痛，低热，体温 37.4～38.7℃，关节痛，口腔毛样白斑，皮肤散在疱疹，未进行过任何治疗。血常规检查，白细胞 $4×10^9$/L，中性粒细胞 65%，淋巴细胞 25%，$CD4^+T$ $0.25×10^9$/L，X 线肺部检查可见间质性肺纹理增强，未见明显结核病灶。

案例三

患者，男，54 岁。畏寒、发热近 1 个月，尿黄 7 天，伴厌食、恶心、呕吐、腹泻、黏液稀便、四肢乏力、咳嗽、咳痰，以发热待查入院。患者 2 个月前曾多次到江边捕鱼。查体：T 38.5℃，急性重病容，消瘦，贫血貌。皮肤和巩膜黄染，全身浅表淋巴结无肿大，两肺呼吸音粗，无明显湿啰音。腹部明显膨隆、柔软、无明显压痛，右肋下可触及肝脏且有轻压痛，脾脏无肿大。下肢有轻度凹陷性水肿。实验室检查：血常规：HB 110g/L，WBC $2.16×10^9$/L，EOS 31%；粪便检查：黏液稀便，毛蚴孵化（＋）；免疫学检查：IHA（＋），COPT（＋）。肝肾功能正常。入院后经护肝、支持疗法，黄疸半月消退。体温仍不降，呈间歇热型。给予吡喹酮治疗 6 日，体温恢复正常，粪检（－），痊愈出院。

案例四

孕妇，28 岁，经营一家宠物店。孕 1 产 0，末次月经 2010 年 2 月 3 日，孕 24 周。近 2 周，自觉腹部迅速胀大，气短、不能平卧 1 周就诊。查体：生命体征平稳，宫高 35cm，腹围 98cm，胎心 144 次/min，胎位触及不满意。B 超提示：胎儿臀位，全身水肿伴胸、腹水。实验室检查：孕妇血清弓形虫抗体阳性，IgG 1：200。行引产术，臀位方式分娩，羊水量正常，胎儿娩出困难，行腹部及头皮穿刺，放出液体约 1500ml。胎儿体重 3000g，男婴。脐血间接血凝法 1：256 阳性，PCR-DNA 阳性。胎盘病理：脐带及部分绒毛水肿。

案例五

患者，女，30 岁，周末与家人春游后出现阵发性打喷嚏、流水样鼻涕、擤鼻涕 20 次以上，当日下午来我院就诊治疗。查体：精神欠佳，鼻腔黏膜充血水肿，色苍白、双侧下鼻甲肿大，下鼻道可见水样分泌物，双肺呼吸音粗，可闻及广泛的喘鸣音，张口呼吸，表情痛苦。心率 98 次/分，节律整齐，无杂音。肝脾无肿大。全身皮肤瘙痒、颜面部及腰背部起大小不等的风团疹。血常规：白细胞 $9.6×10^9$/L，中性粒细胞 $6.3×10^9$/L，嗜酸粒细胞 $0.9×10^9$/L，嗜碱粒细胞 $0.2×10^9$/L。肺功能检查：广泛小气道阻塞，胸片示双肺纹理略增粗。

案例六

男，36 岁，是一名搬运工人。一星期前淋雨后发热，体温 38.5℃左右，畏寒明显、鼻塞、流涕、咽喉痛，伴有轻度咳嗽，有少量白黏痰，到当地社区医院就诊。查血常规显示：白细胞 $3.2×10^9$/L，分类：中性粒细胞47%，淋巴细胞 48%，单核细胞 4%，医生结合之前症状诊断为上呼吸道感染。给予清开灵、退热药口服治疗 3 天后，体温暂时降至正常，但后又升高至 40℃，持续不退，咳嗽加剧伴有胸痛，遂至某市医院呼吸科就诊。

〖引导问题〗

1. 咳嗽的发病机制是什么？

2. 为什么给予"清开灵"治疗后还会出现高热持续不退，咳嗽、咽痛加剧？

呼吸科刘医生仔细询问了病史，患者说发烧、咳嗽很厉害，感觉胸痛，痰由原来的白痰转变成铁锈色痰，头痛明显，全身肌肉关节酸痛，极度乏力，食欲减退，无咯血、心悸。查体：T 40℃，急性面容，呼吸急促，嘴唇发绀，胸廓对称，叩诊呈浊音，双肺呼吸音粗，可闻及湿啰音。实验室检查结果：血常规显示：白细胞 $17×10^9$/L，分类：中性粒细胞80%，明显核左移，淋巴细胞16%，单核细胞 3%；支原体抗体检测结果（−）；胸片显示两肺大片状高密度阴影；痰培养肺炎链球菌（＋），金黄色葡萄球菌（−），痰找抗酸杆菌实验（−）；血培养肺炎链球菌（＋），金黄色葡萄球菌（−）；鼻咽拭子送疾控中心检测到甲型 H1N1 亚型流感病毒。

〖引导问题〗

1. 湿啰音是什么？如何产生的？

2. 患者的可能诊断是什么？确诊依据是什么？后续该如何处理？

刘医生诊断患者患了"流行性感冒合并肺炎球菌肺炎"，给予奥司他韦、头孢呋辛钠、氨溴索等药物治疗，并嘱卧床休息，多饮水，加强营养，补充维生素，治疗 7 天后，患者病情明显好转，无发热、咳嗽、咽痛。血常规显示：白细胞 $6×10^9$/L，分类：中性粒细胞62%，淋巴细胞30%，单核细胞5%；胸片显示肺部阴影部分吸收。刘医生告诉张伟出院后应避免劳累，多休息。

〖引导问题〗

1. 患者以后还会再感染流感病毒吗？为什么？流感的预防措施有哪些？

2. 通过呼吸道感染的病原体有哪些？简述其致病机制。

案例七

患者，男，40 岁，外企销售经理。平时喜欢饮酒，夏季去广西横县洽谈业务。近 2 个月，自觉食欲不振、乏力、厌食油腻的食物，酒后症状加重。1

周来自觉头痛，发热伴阵发性的右上腹痛，遂在家人陪伴下去医院就诊。入院后医生询问病史，患者既往体检、无家族遗传病史。查体：患者消瘦，痛苦面容，巩膜及皮肤黄染。体温 39℃，血压 120/80mmHg，心率 80 次/分，脉搏正常，心肺听诊（－）。肋下可触及肝脏，右上腹有压痛和叩击痛。

【引导问题】

1. 患者的症状可能累及哪些脏器？

2. 发热的热型及临床意义是什么？

医生让患者抽血，进行血常规、肝功能以及肝炎病毒全套生化项目检查，留取粪便进行便常规检测，然后行腹部 B 超检查。实验室检查：血常规：血红蛋白 136g/L，白细胞 $11.2×10^9$/L，中性粒细胞 $2.78×10^9$/L，淋巴细胞 $2.11×10^9$/L，嗜酸粒细胞 0.16；肝功能：ALT 104U/L，AST 72U/L，GGT 65U/L，肝炎病毒系列（－）。便常规：未见异常。腹部 B 超提示：胆管炎、胆囊结石。

【引导问题】

1. 肝功能检查常检查哪些项目？这些项目分别与哪些疾病相关？

2. 结合患者的实验室检查，考虑可能由哪些疾病引起？

医生又详细询问患者的饮食情况，患者无意中提到了广西横县的生鱼宴。随后，医生让患者进一步进行粪便的寄生虫检测和肝胆 CT。结果显示粪便中肝吸虫卵阳性，肝胆 CT 发现肝内胆管从肝门向周围均匀扩张，扩张胆管以肝左叶周边分布为主，胆囊大小约 5.9cm×3.9cm，壁厚约 0.7cm，呈水肿样改变。给予吡喹酮和保肝利胆药物治疗，一周后治愈出院。

【引导问题】

1. 饮食不当可引起哪些寄生虫感染？

2. 根据解剖学知识，为什么肝左叶胆管扩张更明显？

3. 人粪便中能查到虫卵的寄生虫有哪些？

（汤仁仙　付琳琳　刘转转　尤红娟）

第四章　实验室生物安全与新的实验技术进展

第一节　实验室生物安全（laboratory biosafety）

在医学领域，生物安全特指对病原微生物的安全防护与管理。目的是防止与病原微生物接触的相关人员感染，或者意外泄漏导致环境污染疫病的传播。因此，病原生物实验室按照我国《病原微生物实验室生物安全管理条例》以及《传染病防治法》的要求，对病原微生物的实验操作及场所进行管理和个人防护。

一、病原微生物危害等级

国家根据病原微生物的传染性、感染后对个体或者群体的危害程度，将病原微生物分为四类：第一类病原微生物，是指能够引起人类或者动物非常严重疾病的微生物，以及我国尚未发现或者已经宣布消灭的微生物。第二类病原微生物，是指能够引起人类或者动物严重疾病，比较容易直接或者间接在人与人、动物与人、动物与动物间传播的微生物。第三类病原微生物，是指能够引起人类或者动物疾病，但一般情况下对人、动物或者环境不构成严重危害，传播风险有限，实验室感染后很少引起严重疾病，并且具备有效治疗和预防措施的微生物。第四类病原微生物，是指在通常情况下不会引起人类或者动物疾病的微生物。

二、实验室生物安全防护级别

国家根据实验室对病原微生物的生物安全防护水平，并依照实验室生物安全国家标准的规定，将实验室分为一级、二级、三级、四级（一般称为 P1、P2、P3、P4 实验室），P1 级最低，P4 级最高。P1 实验室一般适用于对健康成年人无致病作用的微生物；P2 适用于对人和环境有中等潜在危害的微生物；P3 适用于主要通过呼吸途径使人传染上严重的甚至是致死疾病的致病微生物或其毒素；P4 适用于对人体具有高度的危险性，通过汽溶胶途径传播或传播途径不明、目前尚无有效疫苗或治疗方法的致病微生物或其毒素。一级、二级实验室不得从事高致病性病原微生物实验活动。

P2 实验室（Physical Containment Level 2 Laboratory），即二级生物安全实验室，相当于 BSL-2 实验室（biological safety laboratory 2）。在现在各类实验室当中，P2 实验室是使用最为广泛的生物安全等级实验室。其实验对象的危害等级为 II 级（中等个体危害，有限群体危害），具体定义为"能引起人类或动物发病，但一般情况下对健康工作者、群体、家畜或环境不会引起严重危害的病原体；实验室感染不导致严重疾病，具备有效治疗和预防措施，并且传播风险有限"。

1. P2 实验室进入程序要求

（1）进入 P2 实验室前，首先打开缓冲间内空调和生物安全柜按钮，使实验室和生物安全柜净化 10min 以上，方可进入实验室进行实验。

（2）将实验所需材料和物品放入生物安全柜中。

（3）进入 P2 实验室缓冲区，关闭外门，在工作服外加穿 P2 实验室专用罩衣（紧口，后系带），戴一次性口罩、帽子和戴两层手套，换穿 P2 实验室专用鞋。需要时打开照明按钮。

（4）进入实验室工作区，首先打开照明按钮，打开前玻璃门，调节到要求的高度。将实验所需物品一次性放入实验台内，摆放要有秩序且要相对区分清洁物与污染物，净化生物安全柜 10min 左右。

（5）观察实验区负压表指示数值是否在工作要求范围内，如不能满足要求则进行负压调节。观察温湿度计，填写温湿度计使用记录。

（6）实验人员手臂放进生物安全柜内大约 1min 后，即可按无菌要求进行实验操作。

（7）完成整个实验操作后，将使用过的物品进行分类处理。消毒整个工作台面，再让排风至少运行 10min。

（8）放下前玻璃门，打开生物安全柜紫外线灯进行消毒。

（9）离开实验操作区前脱去第二层手套放到指定容器内消毒处理。

（10）填写仪器使用记录。

2. P2 实验室注意事项

（1）与实验有关的生物材料废弃物，在丢弃前需做灭菌处理。被污染的器具需先经高压灭菌后，再清洗使用或丢弃。

（2）每天实验结束之后一定要灭菌实验台及安全操作装置。如实验中发生污染，需立即加以灭菌。

（3）实验室内禁止饮食、吸烟及保存食物。

（4）操作重组体时需戴手套以防污染，操作完毕后及离开实验室前需洗手。

（5）要从实验室搬离被污染物品时，必须将其放入坚固且不外漏的容器，并在实验室内密封之后，才可运出。

（6）禁止对实验性质不了解的人进入实验室。

（7）实验进行中，要在实验室之入口，标示"P2 级实验室"。

（8）实验室要经常清理，保持清洁，不得放置与实验无关的物品。

（9）安全操作装置内的 HEPA 过滤器，在更换前、定期检查时及实验内容变更时，需密封安全操作装置，每立方米用 10g 的甲醛熏蒸 1h，去除污染。

（10）若在此级实验室内同时进行 P1 级的实验时，需明确划分实验区域，小心进行操作。

（王维维）

第二节　新的实验技术进展

一、流式细胞术

流式细胞仪技术（flow cytometry，FCM），简称流式细胞术，是应用流式细胞仪，结合单克隆抗体技术、免疫荧光染色技术，对快速流动液体中的单细胞、微粒等进行多种参数（包括细胞大小、内部结构、DNA 和 RNA 含量、细胞表面或胞内蛋白质分子的表达等）测量和分析。

流式细胞仪检测快速、灵敏、准确，可对大数量细胞群体进行单细胞水平分析，还可以针对特定细胞进行分选纯化。目前广泛应用于细胞生物学、免疫学、肿瘤学和血液学等多种学科。在科研、临床检测中发挥越来越重要的作用。

【目的】　快速测定单个细胞或细胞器的生物学性质，并把特定的细胞或细胞器从群体中加以分类收集。

【原理】　通常的流式细胞仪由液流系统、光学系统、信号检测和处理系统、数据处理储存和分析显示系统、分选系统等组成。

用于流式细胞仪检测的样品必须是单细胞悬液或者微粒，经荧光染料染色后上机检测。流式细胞仪通常以激光作为激发光源，经过聚焦整形后的光束垂直照射在样品流上，细胞悬液样本通过高速流动的液流系统，细胞排成单行，一个一个经过检测区，在检测区中，经荧光染料染色的细胞经激光照射产生散射光信号和荧光信号，由光电倍增管接收，转换成脉冲信号，入计算机系统后经过专业软件的处理后储存为数据文件，可形成细胞理化特性分析图进行各种分析。带有分选设施的流式细胞仪可将经过检测区的细胞收集到试管中，以供进一步研究之用。流式细胞仪对细胞的检测实际上就是通过检测细胞的散射光和荧光激发的信号参数来反映细胞的各种性质参数，同时可以定性和定量。

【应用】

1. 免疫细胞不同细胞群分析　免疫细胞表面表达有各自特异的表面标志分子，利用这些特异的表面标志，加入特异的针对特定靶细胞表面分子的荧光标记单克隆抗体，就可以对靶细胞进行分析。

2. 胞内细胞因子检测　在自然状态下，T 细胞等淋巴细胞仅产生很少量的细胞因子，在抗原或丝裂原刺激后产生高水平的细胞因子，但 T 淋巴细胞在体外被刺激活化后产生的细胞因子很快释放到细胞外，胞内细胞因子很少，难以进行检测，采用 PMA 和 Ionomycin 等刺激 T 细胞，同时应用 Brefeldin A（BFA）或 Monensin 蛋白阻滞剂使得细胞因子在胞浆内聚集，再应用细胞膜通透剂处理后，针对细胞因子的荧光抗体就可以进入细胞内，与积聚在胞内的细胞因子结合，通过流式细胞仪进行检测。可以反映积聚在胞内的细胞因子的相对量。也可以检测到单个细胞产生的多个细胞因子，并可区分表达特定细胞因子的细胞亚群。

3. 细胞增殖活性的检测　利用具有荧光特性的 CFSE 标记细胞，当细胞分裂时，荧光结合物平均分配到两个子细胞中，而荧光强度为亲代细胞的一半。在一个增殖细胞群体中，连续各代细胞的荧光强度表现为二倍递减的特征。用流式细胞术检测 CFSE 标记细胞后的荧光强度，同时检测细胞表面标志分子就可以分析淋巴细胞亚群的增殖动力学。

4. 细胞周期检测　通过荧光染料[碘化丙啶（Propidium Iodide，PI）]对细胞 DNA 含量进行分析，可以对细胞的增殖周期进行检测。由于细胞周期各时相的 DNA 含量不同，通常正常细胞的 G1/G0 期具有二倍体细胞的 DNA 含量（2N），而 G2/M 期具有四倍体细胞的 DNA 含量（4N），而 S 期的 DNA 含量介于二倍体和四倍体之间。PI 可以与 DNA 结合，其荧光强度直接反映了细胞内 DNA 含量。因此，通过流式细胞仪 PI 染色法对细胞内 DNA 含量进行检测时，可以将细胞周期各时相区分为 G1/G0 期，S 期和 G2/M 期，获得的流式直方图对应的各细胞周期可通过特殊软件计算各时相的细胞百分率。

5. 细胞凋亡检测　在正常细胞中，磷脂酰丝氨酸只分布在细胞膜脂质双层的内侧，细胞发生凋亡早期，膜磷脂酰丝氨酸（PS）由脂膜内侧翻向外侧。Annexin-V 是一种钙依赖性的磷脂结合蛋白，与 PS 有高度亲和力，故可通过细胞外侧暴露的 PS 与凋亡早期细胞的胞膜结合。因此 Annexin-V 被作为检测细胞早期凋亡的灵敏指标之一。碘化丙啶它不能透过完整的细胞膜，但凋亡中晚期的细胞和死细胞由于细胞膜通透性的增加，PI 能够透过细胞膜而使细胞核染红。因此将 Annexin-V 与 PI 匹配使用，利用流式细胞仪检测，就可以将处于不同凋亡时期的细胞区分开来。

6. 流式 CBA 法检测细胞因子　微球免疫分析系统（Cytometric Bead Array，CBA）是结合流式细胞仪荧光检测和微球免疫分析的应用技术，可以轻松地在短时间内同时检测多种蛋白。其作用原理利用荧光强度不同的微球，上面带有可以辨认特定蛋白的抗体（capture antibody），与样本（例如血清、血浆、培养上清液、细胞裂解液等）及 PE 检测抗体（detection antibody）作用后，以流式细胞仪进行分析。根据 PE 荧光强度的不同，用 FCAPArray 软件进行分析和标准品作比对后，可进行样本内特定蛋白的定性或定量。

7. 免疫细胞亚群的分选　免疫细胞是一组极不均一的群体，所以在研究免疫细胞功能时，常常需要把某些特异的细胞分离和纯化。用相应的单克隆抗体与所需要的特定细胞结合，再用流式细胞仪进行分离，就能得到纯度很高的细胞群。

【材料】

1. 仪器　流式细胞仪、离心机、显微镜等。

2. 试剂　各种特异性荧光单克隆抗体、10% FCS RPMI1640、溶血素、PBS、洗涤液、固定液等。

3. 其他　150 目尼龙膜、200 目尼龙膜、玻璃管、塑料管等。

【方法】

1. 单细胞悬液的样本制备

（1）天然单细胞悬液：血液、骨髓是天然的单细胞悬液，可直接染色分析。标本用肝素抗凝，需在 6h 内进行抗体标定染色，时间过长，细胞活性降低，影响分析结果。实验中，为了配合其他需要外周血淋巴细胞和单核细胞的实验操作，通常采取密度梯度离心法分离单个核细胞（PBMC），这是最常用的单细胞悬液，可用于进一步染色操作。

（2）培养细胞的样品制备：培养细胞如果是悬浮型的，可以直接应用。如果是贴壁生长的单层细胞，则需要用蛋白酶消化后分离获取细胞，适当洗涤后，用染色缓冲液调节合适细胞浓度。如果出现不能混悬的细胞聚集团块，则需要用（200 目尼龙筛网）过滤方法。

（3）新鲜实体组织标本的单细胞悬液样本制备：一般采取机械法、酶处理法、化学试剂处理法和表面活性剂处理法等方法。大多数淋巴样组织可用轻柔的机械方法快速分离，并保持收获细胞的相对完整。某些组织由于细胞间连接紧密，需在机械分离的基础上用蛋白水解酶如胰蛋白酶、胃蛋白酶。手术切除的新鲜组织用眼科镊夹取小块组织置钢网上轻轻研磨，同时用 PBS 缓冲液冲洗，收集冲洗下的单细胞悬液，经 150 目尼龙膜过滤、离心备用。

2. 荧光素标记物对细胞的染色　活细胞表面有较完整的抗原或受体，用荧光标记特异性单克隆抗体与细胞表面相应抗原结合后，用流式细胞仪测到的荧光强度和阳性百分率即可知相应抗原的密度和分布。从染色方案上看，可以分为直接和间接荧光抗体染色两种。

（1）直接免疫荧光标记法：取一定量（50μl）的细胞悬液（约 10^6 个细胞/ml），加入流式测定管，再直接加入荧光素标记抗体进行免疫标记反应，如做双标或多标染色，可把几种标记有不同荧光素的抗体同时加入。4℃或室温孵育 20～60min 后，用染色缓冲液洗 1～2 次，加入缓冲液重悬，上机检测。本方法操作简便，结果准确，易于分析，适用于同一细胞群多参数同时测定。虽然直标抗体试剂成本较高，但减少了间接标记法中较强的非特异荧光的干扰，因此更适用于临床标本的检测。

（2）间接免疫荧光标记法：取一定量（50μl）的细胞悬液（约 $1×10^6$ 细胞/ml），先加入特异性一抗，4℃或室温孵育 20～60min 后，再加入荧光标记的二抗，生成抗原-抗体-抗抗体复合物。本方法费用较低，二抗应用广泛，多用于科研标本的检测。但由于二抗一般为多克隆抗体，特异性较差，非特异性荧光背景较强，易影响实验结果。所以标本制备时应加入阴性或阳性对照。另外，由于间标法步骤较多，增加了细胞的丢失，不适用测定细胞数较少的标本。

3. 样本经洗涤后，上流式细胞仪检测。

【**结果**】 流式细胞仪检测结果可以采用不同图形格式显示，一般采用直方图、散点图、等高线图、密度图等。以小鼠外周血 CD3、CD4 淋巴细胞检测为例，观察结果不同表示形式（见图 4-2-1）。

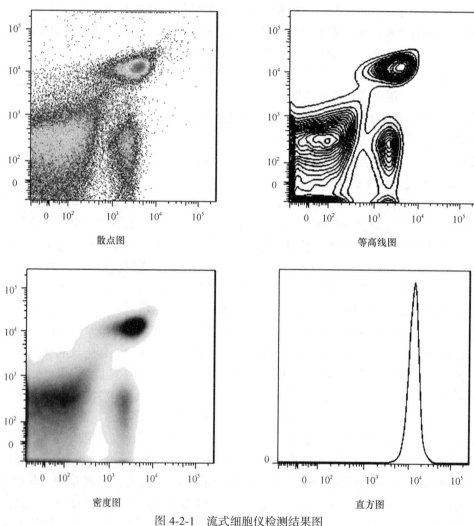

散点图　　　　　　　　　　　　　等高线图

密度图　　　　　　　　　　　　　直方图

图 4-2-1　流式细胞仪检测结果图

【**注意事项**】

1. 荧光染色对流式细胞分析关系重大，荧光染料有：PE、FTTC、APC、PI、7-AAD 等，操作时将标本和染色剂加人试管底部，混匀，避光，光线可造成荧光淬灭，4℃染色 30min。

2. 应注意标本和试剂用量很少，不应加到试管壁上，防止标本和试剂不能充分接触着色，加入抗体和样本后一定要混匀，可以使用涡旋仪混匀。

3. 溶血一定要充分，没有完全溶解的红细胞及碎片会影响检测分析。

4. 洗涤要充分，以避免出现假阳性。

5. 细胞活性要好，否则易发生非特异性荧光染色，同时还会出现样本着色不良，荧光强度降低等。

6. 上机获取前最好使用质控微球（calibrate bends）来设置和调节仪器的各种参数于最佳状态，如设置光电倍增管（PMT）电压，调节荧光补偿，检测探测器的灵敏度，使仪器的变异系数（CV 值）在 2%以内。

（李向阳）

二、免疫磁珠法分离细胞

免疫磁珠分离细胞。免疫磁珠法分选细胞的主要特点有：分离速度快、效率高、可重复性好、操作简单；不影响被分离细胞或其他生物材料的生物学性状和功能，重要的是可用于后续实验。

磁珠分选法目前已经广泛应用于科研及临床，分离的细胞多样，包括各种 T 细胞，B 细胞，DC 细胞，造血干细胞，内皮细胞及多种肿瘤细胞等。

【目的】 运用磁珠抗体分选目的细胞。

【原理】 免疫磁珠法分离细胞是基于细胞表面抗原能与连接有磁珠的特异性单抗相结合，在外加磁场中，通过抗体与磁珠相连的细胞被吸附而滞留在磁场中，无该种表面抗原的细胞由于不能与连接着磁珠的特异性单抗结合而没有磁性，不在磁场中停留，从而使细胞得以分离。可分为阳性分选、阴性分选和复合分选三种。

1. 阳性分选 运用特异性抗体偶联磁珠直接从细胞混合物中分离目的细胞的分选方法称为阳性分选。阳性分选中磁珠标记的细胞即为目的细胞。该法简单、快速、细胞得率和纯度较高。如采用 anti-CD4 磁珠分选 CD4$^+$T 淋巴细胞。

2. 阴性分选 用抗体偶联磁珠去除无关细胞，使目的细胞得以纯化和分离的分选方法称为阴性分选。阴性分选中磁珠标记的细胞为非目的细胞。

3. 复合分选 将阴性分选和阳性分选相结合的分选方法。当目的细胞含量特别低，无法直接进行阳性分选时，可采用阴性分选法先去除其他杂细胞，当目的细胞富集到一定程度时再采用阳性分选筛选目的细胞。

【材料】

1. 仪器 磁珠分选仪、离心机等。

2. 试剂 细胞悬液、磁珠抗体、1640 培养基等。

【方法】

1. 准备细胞标本 进行有效细胞分选的前提条件是制备不含死细胞和细胞碎片的单细胞。

2. 选择细胞分选策略 为每个细胞标本选择一个细胞分选策略。阳性分选或者去除分选，直接或者间接标记，根据一个或者多个标记进行细胞分选。

3. 磁珠抗体标记细胞 根据细胞分选试剂说明书使用磁珠抗体标记细胞。

4. 选择分选程序 阳性分选或者去除分选；单柱或者双柱分选；标准模式或者敏感模式等。

5. 运行细胞分选 分选出靶细胞。

【结果】 运用流式细胞仪检测分选纯度，一般应达到90%以上。

【注意事项】

1. 首先要确保样品的质量，样品的质量对仪器的操作和使用有很大的影响，重要的是使用单个细胞悬液进行细胞分选。

2. 检测细胞聚合物。如果阴性细胞和阳性细胞聚集在一起，阴性细胞就可能被滞留在分选柱上，从而污染阳性部分。为了降低细胞聚合物的形成概率，缓冲液中应避免钙离子和镁离子。

3. 死细胞可能会非特异地与微珠结合，从而在阳性细胞中富集。因此在分选之前应使用死细胞去除试剂盒或使用 Ficoll Paque TM 密度梯度离心去除死细胞。

4. 与微珠共同孵育时间太长，导致有背景标记。按照建议值降低孵育时间（参考细胞分选试剂说明书）。一般在 4~8℃孵育 15min，如有例外参考相应说明书。

5. 当目的细胞非常少（比例低于总细胞的 5%），一些没有标记的细胞就会非特异性地滞留在分选柱上，与目的细胞相比，可能会占很大一部分。这种情况下应进行第二次分选以去除。

（李向阳）

三、厌氧培养法

【原理】 厌氧工作站（DG250）是一种在无氧环境条件下进行细菌培养及操作的专用装置。通过采用钯催化剂，将密闭箱体内的氧气与厌氧混合气体（$N_2+CO_2+H_2$）中的氢气催化生成水，从而实现箱内厌氧状态。可培养最难生长的厌氧生物，又能避免以往厌氧生物在大气中操作时接触氧而死亡的危险性；是厌氧生物检测、科学研究的理想工具。

【应用】 主要应用领域为食品与发酵行业、医疗系统、农业、石化与能源部门等需要进行厌氧菌培养的领域。

【目的】 分离培养厌氧微生物。

【材料】

1. 仪器　厌氧培养箱、培养皿等。

2. 试剂　厌氧菌培养基、氮气、混合气体等。

【方法】

1. 袖套应套在舷窗的凸缘并由"O"形圈固定。

2. 将样品或设备放在外门的架子上，锁好外门。

3. 将袖套套上前臂（可以使用滑石粉）。

4. 使用脚踏开关中的"Vacuum"来对袖套抽真空，再使用"Gas"充气，该操作至少重复一次。

5. 松开内门锁。

6. 充分打开内门一直到内门被培养箱内壁的磁铁吸住。

7. 现在操作者就可以在培养箱内部进行操作了。

8. 退出操作程序　将要拿出的样品放在架子上，将内门关好。

【结果】　获得常规条件下较难培养的兼性、绝对厌氧微生物。

【注意事项】

1. 培养箱内的操作动作要尽量轻缓，特别是进入和退出时。

2. 使用工作站时去除手表、戒指、手镯或其他可能划破袖套的首饰。

（韦艳霞）

四、数字切片工作站

数字切片使用全自动显微扫描系统，配合专门的软件系统，把普通玻璃切片扫描并自动拼接生成一张全视野的数字切片。应用浏览软件，可以对数字切片像光学显微镜一样进行浏览，如放大或缩小，以及移动和调节亮度，还可以进行测量和分析，所以也称虚拟切片（Virtual Slide）。在计算机上能使用各种放大倍数如4倍、10倍直至40倍浏览和观察，还可以实现无级连续变倍观察。

【目的】　能够更直观全面的观察整张切片，实现珍惜切片的永久保存并可以应用于教学，远程会诊，技术培训等。

【原理】　数字切片扫描系统由硬件和软件两部分构成。硬件是指扫描装置和高性能计算机系统，软件包含扫描控制软件、图像浏览软件和图像分析处理软件。利用扫描控制软件控制数字显微镜扫描平台自动控制系统，以切片 XY 轴方向扫描移动、在 Z 轴方向自动聚焦，对切片逐幅扫描并采集成像。在光学放大装置有效放大的基础上采集高分辨数字图像，机器内嵌有图像压缩和存储软件，有效地把图像迅速无缝化拼接，制作生成一张包含各层次的数字切片见图 4-2-2。

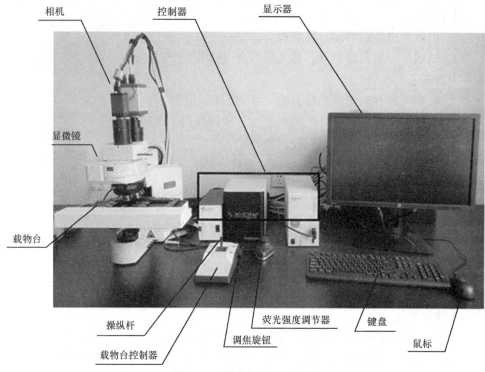

图 4-2-2 数字切片机结构图

【方法】

1. 首先打开显示器，然后打开显微镜控制盒、载物台控制器，启动系统（如果要获取荧光图像，请打开周边设备的电源，比如荧光光源）。

2. 系统启动后，双击桌面上的"VS-ASW"图标，打开软件，开始调试载物台。

3. 滑动标本架打开/关闭滑块，打开标本架，放置好载玻片标本。

4. 各种扫描模式中获取图像，包括明场快速模式，明场专家模式，明场快速批量模式，明场专家批量模式，荧光专家模式，荧光专家批量模式。一般使用过程中选用专家模式或专家批量模式进行扫描，扫描过程包括设置物镜镜头（放大倍率），扫描区域（XY）和对焦来获取标本图像。

5. 扫描完成后取下玻片，关闭 VS-ASW 软件，关闭连接的显示器和显微镜控制器，关闭控制器电源开关。

【注意事项】

1. 请勿重新安放或移动任何数字切片扫描系统，因为移动或重新安装可能导致系统性能降低。

2. 安装系统的位置除了要保证系统的尺寸以外，还需要留下维护保养的空间，维护保养的空间大约为系统左侧和背面各 250mm。

3. 由于本系统是精密仪器，因此务必小心操作，避免突然撞击。

4. 准备、检查或使用时请勿用湿手触摸本系统。

5. 请勿将本显微系统安装在有阳光直射、高温、高湿、有灰尘或震动的地方。

6. 请勿使用本使用说明书规定以外的其他尺寸的载玻片标本（宽度：25～26mm，长度：75～76mm，厚度：0.8～1.4mm）。

7. 清洁镜头时，请用市售吹风机吹去灰尘，并用清洁纸轻轻擦拭镜头。只有在清洁指印和油污时才使用蘸有市售无水乙醇的清洁纸轻轻擦拭。

8. 请勿使用有机溶剂清洗除镜头以外的部件。如果部件严重污染，请用蘸有稀释中性洗涤剂的软布擦拭受污表面。

（刘亚萍）

五、微生物自动化检测

微生物自动化检测技术近十几年得到了快速发展，已在世界范围内临床实验室中广泛应用。自动化检测技术集数学、计算机、信息及自动化分析为一体，采用商品化和标准化的配套鉴定和抗菌药物敏感试验卡或条板，可快速准确地对临床常见病原菌进行自动分析鉴定和药敏试验，提高检验质量和效率，减少人为误差，节省人力，提高生物安全性。

（一）自动化血培养检测和分析系统

【原理】　通过各种标记技术、特殊感受器等检测微生物生长时所释放的最终代谢产物二氧化碳作为标本中有无微生物存在的指标。

【材料】

1. 培养瓶　有需氧、厌氧、高渗培养瓶，以及结核菌、中和抗生素培养瓶等种类。灵活选用培养基中的营养成分和抗菌药物拮抗剂。

2. 真空采血系统　采取正确的采血方法：一般情况下，应在病人发热初期或发热高峰时采血。采血部位局部皮肤应彻底消毒。

【方法】　半自动血培养仅有检测（二氧化碳）系统，而全自动血培养除检测系统外，还有恒温孵育系统、电脑分析系统和打印系统等。

【结果和注意事项】　半自动血培养检测时间较长，而全自动血培养仪使用的培养基多种多样，可恒温震动培养，无放射性污染，能够连续自动监测，可与细菌鉴定仪结合使用。

（二）微生物数码分类鉴定系统

【原理】　数码鉴定是指通过数学的编码技术将细菌的生化反应模式转换成数学模式，给每种细菌的反应模式赋予一组数码，建立数据库或编成检索本。通过对未知菌进行有关生化试验并将生化反应结果转换成数字（编码），查阅检索本或数据库，得到细菌名称。

【材料】 由试剂条（板）、添加试剂及检索工具配套形成的完整的微生物鉴定体系。

【方法】 接种后的试剂条一般经 35～37℃孵育 18～24h 可观察结果。

【结果和注意事项】

1. 如果排序第一的细菌%id≥80.0，则可将未知菌鉴定在此条目中，并按%id 值的大小对鉴定的可信度作出评价。%id≥99.9 和 T≥0.75 为最佳的鉴定；%id 99.9～98.9，T≥0.5 为很好的鉴定；%id 90.0～98.9，T≥0.25 为好的鉴定；%id 80.0～89.9 为可接受的鉴定。

2. 如果第一条目的%id<80.0，则将前 2 个条目的%id 加在一起，若仍不足 80.0，则将前 3 个%id 相加。若≥80.0，则有 2 种可能：①为同种细菌，可能是不同生物型。②为同一菌属的不同种。

如果相加的几个条目既不属于同一细菌种，又不属于同一细菌属，在评价中会指出"补充生化反应"的项目及阳性反应率，可通过这些生化反应将几种菌区分开来。若前 3 个条目的和<80.0，则为不可接受的结果。

（三）微生物自动鉴定和药敏试验分析系统

【原理】 鉴定系统的工作原理因不同的仪器和系统而异。不同的细菌对底物的反应不同是生化反应鉴定细菌的基础，而试验结果的准确度取决于鉴定系统配套培养基的制备方法、培养物浓度、孵育条件和结果判定等。

药敏试验分析系统的基本原理是将抗生素微量稀释在条孔或条板中，加入菌悬液孵育后放入仪器或在仪器中直接孵育，通过测定细菌生长的浊度，或测定培养基中荧光指示剂的强度或荧光原性物质的水解，观察细菌的生长情况。在含有抗生素的培养基中，浊度的增加提示细菌生长，根据判断标准解释敏感或耐药。

以 VITEK-AMS 为例，采用数码鉴定原理，每个用于鉴定的试卡内有 30 项反应，可得一组 10 位数的数码。仪器自动定时测试试卡每一项反应孔，并以此时各孔的反应值作为判断依据，获得相似系统鉴定值，自动打印出实验室报告和病人报告单。

【材料】 与机器配套的各种鉴定和药敏测试卡。

【方法】 根据测试卡要求准备标本，将测试卡放入读取器/恒温箱。中途可随时观察情况。

【结果】 反应一旦结束立即自动打印出报告。

（四）全自动抗原抗体检测系统

【原理】 以梅里埃 VIDAS 系统为例。采用酶联免疫（夹心法）原理，并在底物中掺入荧光物质，荧光强弱与标本中被测物浓度相关，经扫描标本读数与标准比较计算出标准值，并根据阴性和阳性临界值判定结果。

【材料】　SPR（固相吸附器）：其内侧由抗体包被；条形码标记试剂条：含所有所需试剂，取出即可用。

【方法】　全过程自动完成，即放入样本、SPR、试剂条，然后由机器分担所有工作，直至打印报告。

【结果】　客观量度及分析减低人为误差。整个过程标准化、自动化。内设自检系统，无交叉污染。

（王维维）

六、免疫组织化学

免疫组织化学（immunohistochemistry，IHC），又称免疫细胞化学（immunochtochemi-stry，ICC），是指用免疫学原理，通过特异的抗原-抗体反应标记上可见的显示物系统来检查细胞及组织上原位抗原或抗体成分的方法。

【目的】　此方法可以识别定位各种细胞组织成分，如蛋白质、多肽、核酸、部分类脂、多糖、激素、病原体（寄生虫、细菌、病毒）、受体、神经介质、肿瘤的标记物（抗原或相关抗原）等，一般认为凡具有抗原性或半抗原性的物质都可以用免疫细胞化学方法检查并显示出来。可以在光学显微镜、荧光显微镜或电子显微镜下观察其性质定位，还可以利用细胞分光光度计、图像分析仪、共聚焦显微镜等进行细胞原位定量测定。

【原理】

1. 基本原理　抗体和抗原之间的结合具有高度的特异性，免疫组织化学正是利用了这一原理。先将组织或细胞中的某种化学物质提取出来，以此作为抗原或半抗原，通过免疫动物后获得特异性的抗体，再以此抗体去探测组织或细胞中的同类的抗原物质。由于抗原与抗体的复合物是无色的，因此还必须借助于组织化学的方法将抗原抗体结合的部位显示出来，以其达到对组织或细胞中的未知抗原进行定性，定位或定量的研究。

2. 分类　免疫细胞化学技术可分为免疫荧光细胞化学技术、免疫酶细胞化学技术、免疫铁蛋白技术、免疫金-银细胞化学技术、亲和免疫细胞化学技术、免疫电子显微镜技术等。

【材料】　酒精、二甲苯、石蜡、包埋机、脱水机、石蜡切片机、特异性抗体、显色剂、缓冲液等。

【方法】　石蜡切片-SABC 免疫组织化学的染色方法，链霉菌亲和素生物素过氧化酶复合物技术（strept-avidin-Biotin Complex，简称 SABC 技术）是利用抗生素分别连接生物素标记的第二抗体和生物素标记的酶。第一抗体不为标记物所标记，生物素标记的第二抗体与 ABC 复合物相连接。复合物是将过氧化酶结合在生物素上、再将生物素-过氧化酶连接物与过量的抗生物素蛋白反应而制备的，最后进行显色反应定位。

1. 石蜡包埋 将固定过的组织从后固定液中取出，用自来水流水冲洗 1 小时后，按如下步骤进行脱水、透明、包埋：依次入 70%酒精 24h、80%酒精 24h、90%酒精 12h、95%酒精Ⅰ3h、95%酒精Ⅱ3h、100%酒精Ⅰ1.5h、100%酒精Ⅱ1.5h、二甲苯酒精混合液（1∶1）30min、二甲苯Ⅰ20min、二甲苯Ⅱ10min 左右（具体时间视透明情况而定）；浸蜡Ⅰ15min、浸蜡Ⅱ20min、浸蜡Ⅲ3h；石蜡包埋（也可使用全封闭组织脱水机对组织块进行脱水后包埋）。

2. 切片 将包埋好的组织从模具上取下来，并置于石蜡切片机上进行切片，片厚 5μm，42℃水温漂片，37℃摊片，62℃烘片 2h 后 37℃过夜，收存备用。

3. 脱蜡复水 二甲苯Ⅰ20min、二甲苯Ⅱ20min、100%酒精Ⅰ5min、100%酒精Ⅱ5min、90%酒精 5min、80%酒精 5min、70%酒精 5min、双蒸水 5min。

4. 抗原修复 将切片浸入 0.01mmol/L 枸橼酸盐缓冲液中，置于微波炉中修复：高火 2min、低火 15min，之后自然冷却至室温。

5. 灭活内源性酶：3%H_2O_2，25min，室温。

6. 10%正常羊（兔）血清封闭，室温，1h，不洗。

7. 滴加适当稀释的一抗，4℃，过夜，阴性对照只加抗体稀释液。

8. 滴加生物素化二抗，37℃，30min。

9. 滴加链霉菌亲和素生物素过氧化酶复合物，37℃，30min。

10. DAB 显色 2～5min（显微镜下控制反应时间），流水冲洗及时中止反应。

11. 常规脱水、透明、中性树胶封片后显微镜下观察结果，阳性反应呈棕黄色颗粒。

以上第 4 至第 9 步中除第 6 步外，每步完成后均需用 0.01mol/L 的 PBS 溶液冲洗 3 次，每次 5min。

【注意事项】

1. 组织脱水及透明 时间不能太长，否则在切片时容易碎片，切不完整。

2. 切片时展片 有些组织在切片后难以在水中展开，这时可适当地在水中加入几滴乙醇。

3. 烤片 60℃烘片 2h，温度太高或时间太长，抗原容易丢失。

4. 蜡块及切片的保存 最好在 4℃保存。

5. 如果脱片严重，可使用市售防脱载玻片。

（刘亚萍）